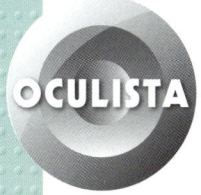 

編集企画にあたっ

　近年，各種のコンタクトレンズ，眼内レンズ，屈折矯正角膜手術など，屈折矯正法の選択肢が増えた．波面収差測定，眼軸長測定，前眼部形状解析，動的調節測定など，バイオメトリー技術も進歩した．しかし屈折矯正はやはり眼鏡が基本であり，全ての眼科医は眼鏡矯正法をマスターすべきである．新技術を駆使できる眼科医は，眼鏡処方にも長けていると考えて間違いない．

　さて筆者が約 10 年前米国ジョンズホプキンス病院を見学に訪れた際，そこで実践されていた眼鏡処方のスタイルを見てカルチャーショックを覚えた．眼光学の権威である David Guyton 教授は，一定の症例を除き，近視も乱視も眼鏡で完全矯正されていた．ハーバード大学医学部の学生時代，世界に先駆けてオートレフを開発した先生は，驚いたことにオートレフは使用せず，レチノスコピーとフォロプター（回転式の検眼レンズ）だけで屈折度を求め，そればかりか，いわゆる「試しがけ」なしに直ちに処方箋を書いておられた．筆者はそれまで，眼鏡とはオートレフの値を基に，「試しがけ」に対する患者の反応を参考にしながら，控えめに処方するものと教育されてきたからである．

　その後，経線不等像視[1]，焦点深度[2]，静的・動的レチノスコピー[3]に関する Guyton 先生の論文を読むに至り，筆者の眼鏡処方は大きく変わった．眼鏡矯正にともなう問題の大部分はすでに光学的理論によって解明されており，両眼の屈折度，年齢，視力，眼位や両眼視機能などが分かれば，問題は事前に予測かつコントロールできる．特に，乳幼児，高齢者，低視力者のように自覚的検査の信頼性が乏しい場合，理論に基づいて眼鏡度数を定める方が「試しがけ」に頼るより確実かつ迅速である．また強い屈折異常を示す眼疾患や術後症例に対しても，理論を基によりラジカルな眼鏡矯正に挑戦できる．

　今回の特集では，眼鏡矯正の光学理論について魚里先生と金子先生，検査技術について鈴木先生，処方技術については，患者年齢別に八子先生，川端先生，梶田先生，疾患別に牧野先生と守本先生，さらに療養費給付について山田・杉山先生に解説をお願いした．コンパクトな冊子ではあるが，内容は多彩かつ実践的で，通常の教科書に比べて一歩も二歩も進んだものとなっている．本書を一読されることで，眼鏡矯正はさらに興味深いものとなるに違いない．

文　献

1) Guyton DL：Prescribing cylinders：the problem of distortion. Surv Ophthalmol 22：177-188, 1977.
2) Sawusch MR, et al：Optimal astigmatism to enhance depth of focus after cataract surgery. Ophthalmology 98：1025-1029, 1991.
3) Guyton DL, et al：Dynamic retinoscopy. Curr Opin Ophthalmol 2：78-80, 1991.

2015 年 1 月　　　　　　　　　　　　　　　　　　　　　　　　　　　長谷部聡

KEY WORDS INDEX

和　文

あ,か
雲霧法　37
遠視性不同視弱視　53
オーバーレチノスコピー　23
拡大鏡　60
学童期における屈折と調節の生理的
　　変化　37
眼鏡　46
眼鏡処方　1
眼鏡装用歴　23
眼光学　1
眼軸長　37
幾何光学　1
屈折異常弱視　31
屈折矯正　1,71
個別設計　12

さ,た
弱視　71
弱視治療　71
遮光眼鏡　60
斜視　71
視力補正　1
スタッフ教育　23
先天内斜視　53
単眼鏡　60
調節　46
調節緊張　37
調節検査　23
調節障害　37
調節性内斜視　31,53
調節微動　46
調節麻痺下他覚的屈折検査　31
調節麻痺剤　23

な,は
乳児内斜視　31
非球面レンズ　12

フィッティング　12
不同視弱視　31
部分調節性内斜視　53
プリズム　53
補装具　60

ま,ら
メガネレンズ　12
療養費　71
累進屈折力レンズ　12,46
老視　46
ロービジョン　60

欧　文

A, C
absorptive lenses　60
accommodation　46
accommodation disorder　37
accommodation test　23
accommodative esotropia　31,53
accommodative micro-fluctuation　46
amblyopia　71
anisometropic amblyopia　31
aspheric lens　12
assistive device　60
congenital esotropia　53
cycloplegic drug　23

E, F, G
eyeglass prescription　1
filter glasses　60
fitting　12
fogging method　37
geometrical optics　1
glasses　46

H, I
history of wearing glasses　23

hyperopic anisometropic amblyopia　53
individual design　12
infantile esotropia　31

L, M
low vision　60
magnifier　60
magnifyng lens　60
medical expenses　71
monocle　60

O, P
objective refraction under cycloplegics　31
ocular axial length　37
ophthalmic optics　1
over retinoscopy　23
PAL　12
partially accommodative esotropia　53
physiological changes in refraction and accommodation during the elementary school period　37
presbyopia　46
prism　53
progressive addition lens　12,46

R, S
refractive amblyopia　31
refractive correction　1,71
spectacle lens　12
staff education　23
strabismus　71

T, V
telescope　60
tonic accommodation　37
treatment of amblyopia　71
vision correction　1

WRITERS FILE
(50音順)

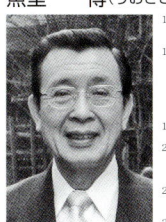

魚里　博（うおざと　ひろし）

1978年　大阪府立大学大学院博士課程修了
　　　　奈良県立医科大学，助手（眼科学）
1985年　日本学術振興会＆米国国立視覚研究所（NEI, NIH）による日米交換派遣長期研究者
　　　　米国 Johns Hopkins 大学 Wilmer 眼科研究所留学
　　　　奈良県立医科大学，専任講師（眼科学）
1988年　同大学附属病院医療情報室，副室長（兼任）
2000年　北里大学医療衛生学部，教授（視覚機能療法学専攻）
　　　　同大学大学院医療系研究科，教授（視覚情報科学・眼科学）
2002年　同大学医療衛生学部，主任教授（視覚機能療法学）（〜2004年06月）
2005年　同大学大学院医療系研究科，学群長（感覚，運動統御医科学群）
2014年　新潟医療福祉大学医療技術学部，教授（視機能科学科）
　　　　北里大学，客員教授（医療衛生学部）

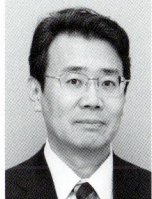

川端　秀仁（かわばた　ひでひと）

1975年　大阪大学理学部数学科卒業
　　　　東京眼鏡専門学校，講師
1987年　早稲田大学理工学部大学院応用光学修士課程修了
1993年　千葉大学医学部卒業
　　　　同大学医学部大学院博士課程
1998年　医学博士号取得
　　　　千葉県山王病院眼科，部長
2002年　かわばた眼科（千葉県新浦安）開業

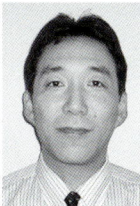

牧野　伸二（まきの　しんじ）

1986年　自治医科大学卒業
1988年　大原町国民保険病院内科
1989年　西粟倉村国民健康保険診療所
1997年　自治医科大学大学院修了
　　　　同大学眼科，助手
1998年　同，学内講師
2005年　同，講師
2013年　同，学内准教授

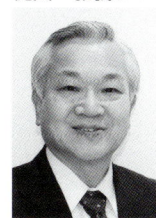

梶田　雅義（かじた　まさよし）

1976年　山形大学工学部電子工学科卒業
1983年　福島県立医科大学卒業
1988年　同大学眼科，助手
1991年　同，講師
1993〜95年　カリフォルニア大学留学
2002年　福島県立医科大学医学部退職
2003年　梶田眼科，院長

鈴木　武敏（すずき　たけとし）

1978年　岩手医科大学卒業
1980年　同大学第一病理
1982年　岩手県立大船渡病院眼科
1984年　岩手医科大学中央臨床検査部臨床病理
1986年　同大学第一病理
1988年　日本病理学会認定病理医
1989年　栗原眼科病院勤務
1990年　鈴木眼科吉小路を開業
2000〜11年　北里大学，非常勤講師
2008年〜　国際医療福祉大学，非常勤講師

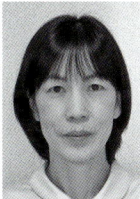

守本　典子（もりもと　のりこ）

1987年　岡山大学卒業
　　　　同大学眼科入局
1991年　同大学大学院修了
　　　　土庄町立土庄中央病院眼科（同年退職・産休）
1997年　岡山大学眼科

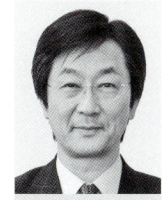

金子　弘（かねこ　ひろし）

1976年　大阪大学工学部卒業
1978年　メガネの三城（現，三城）入社
2001年　㈱三城光学研究所，所長
2007年　兵庫県立大学大学院博士後期課程修了（博士（工学））
　　　　専門学校ワールドオプティカルカレッジ，校長（兼任）

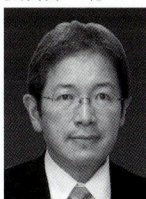

長谷部　聡（はせべ　さとし）

1985年　鳥取大学卒業
1991年　岡山大学医学部大学院修了
1998年　California 州立大学 Berkeley 校留学
1999年　Johns Hopkins 病院留学
　　　　岡山大学医学部附属病院眼科，講師
2013年　川崎医科大学眼科学2教室，教授

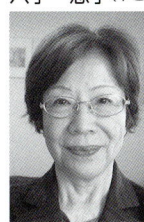

八子　恵子（やご　けいこ）

1971年　福島県立医科大学卒業
　　　　同大学眼科入局
1978年　公立岩瀬病院眼科
1980年　福島県立医科大学眼科，講師
1988年　同大学眼科，助教授
2003年　同，非常勤講師
2007年　埼玉医科大学，客員教授
2008年　北福島医療センター眼科，非常勤医師

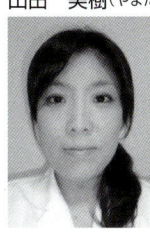

山田　美樹（やまだ　みき）

2005年　大分大学卒業
　　　　金沢大学初期研修
2007年　同大学眼科入局
2009年　福井県済生会病院眼科
2010年　公立能登総合病院眼科
2013年　金沢大学大学院医学系研究科修了
　　　　福井県済生会病院眼科

前付 3

ポイント解説 眼鏡処方の実際

編集企画／川崎医科大学教授　長谷部　聡

1. 眼鏡処方に必要な基礎光学 ………………………………………………魚里　博　　*1*

    眼鏡矯正に必要最低限の基礎的光学知識（主に幾何光学）を習得し，眼鏡と眼球の合成光学系特性を最大限に発揮できるように視力や屈折矯正を行うことが重要である．

2. 眼鏡レンズの歴史と進歩 …………………………………………………金子　弘　　*12*

    非球面レンズや累進屈折力レンズが発達し，最近では装用者の習慣や希望に合わせて個別にレンズ設計できるようになった．その問題点やフィッティングの重要性を確認する．

3. 眼鏡処方に必要な検査のコツ ……………………………………………鈴木　武敏　　*23*

    眼鏡の処方度数のミスを防ぐためのコツは，オーバーレチノスコピーを検査過程のさまざまな場面で使用し，その都度，矯正度数の適・不適を確認することである．

4. 乳幼児の眼鏡処方 …………………………………………………………八子　恵子　　*31*

    乳幼児の眼鏡処方では，家族にその必要性やフレームの選び方を理解してもらう必要がある．度数の決定には，調節麻痺下の屈折検査が不可欠で，眼鏡は常用が原則である．

5. 学童期の眼鏡処方 …………………………………………………………川端　秀仁　　*37*

    視力不良の背景にある調節障害にも配慮すること．雲霧法などで調節の関与しない静的屈折度測定を心がけること．十分なインフォームドコンセントを行いアドヒアランスを良好に保つこと．

Monthly Book OCULISTA

編集主幹／村上 晶　高橋 浩

CONTENTS

No.23/2015. 2 ◆目次

6. 中高年からの眼鏡 ……………………………………… 梶田　雅義　　*46*

近業が多い中高齢者では十分な調節力があっても毛様体筋の疲労から眼精疲労に発展することがある．このような症例の矯正には累進屈折力レンズ眼鏡が適している．

7. 斜視・弱視疾患の眼鏡矯正 …………………………… 牧野　伸二　　*53*

弱視では弱視眼の視力向上を，斜視では眼位矯正を，そして両者ともに両眼視機能の獲得，維持のために適切な眼鏡矯正と長期の経過観察が重要である．

8. ロービジョンと眼鏡処方 ……………………………… 守本　典子　　*60*

ロービジョン者に眼鏡を処方する際に配慮すべき点と，拡大用光学的補助具の特徴および使用時の眼鏡合わせについて述べ，羞明，視野異常，照明，福祉制度にも少し触れた．

9. 治療用眼鏡の療養費給付の対象と方法 …………… 山田　美樹ほか　*71*

9歳未満の小児の治療用眼鏡などの作製費用が健康保険適応となり，申請により療養費給付される．その対象と方法について述べ，具体例を挙げて解説する．

● Key words index ……………………… 前付 *2*
● ライターズファイル …………………… 前付 *3*
● Fax 注文用紙 ……………………………… *79*
● バックナンバー一覧 ……………………… *80*
● MB OCULISTA 次号予告 ………………… *82*

「OCULISTA」とはイタリア語で眼科医を意味します．

No. 14　2014年5月号　90頁　ISBN 978-4-86519-014-4 C3047
最新 コンタクトレンズ処方の実際と注意点
編／前田　直之（大阪大学教授）

<目次>
1. ハードコンタクトレンズの処方……… 東原尚代
2. シリコーンハイドロゲルレンズの処方
 ……………………………………… 岩崎直樹
3. 従来型ハイドロゲルソフトコンタクト
 レンズの処方 ……………………… 土至田宏
4. コンタクトレンズ関連角膜感染症の
 実態と治療 ………………………… 福田昌彦
5. コンタクトレンズの汚れと指導 …… 月山純子
6. コンタクトレンズのケア用品と指導
 ……………………………………… 白石　敦
7. オルソケラトロジーと処方の実際 … 平岡孝浩
8. 中学生・高校生に対する
 コンタクトレンズ処方 ………… 宇津見義一
9. 遠近両用コンタクトレンズの処方 … 松久充子
10. トーリックソフトコンタクトレンズの処方
 ……………………………………… 塩谷　浩

No. 15　2014年6月号　90頁　ISBN 978-4-86519-015-1 C3047
これから始めるロービジョン外来ポイントアドバイス
編／佐渡　一成（さど眼科院長）
　　仲泊　聡（国立障害者リハビリテーションセンター部長）

<目次>
1. ロービジョンケアを始めるための道具の準備
 ……………………………………… 永井春彦
2. 羞明への対応………………………… 守本典子
3. 拡大読書器の選定と指導について … 斉之平真弓
4. IT機器の応用 ……………………… 三宅　琢
5. ロービジョン患者の屈折矯正（眼鏡）…川端秀仁
6. 身体障害者手帳・障害年金の書類の書き方
 ……………………………………… 西田朋美
7. 眼科医が知っておくべき
 日常生活訓練・歩行訓練…………… 田中憲児
8. 他職種との連携（スマートサイト）… 川瀬和秀
9. 最新の治療とロービジョンケア……… 加藤　聡
10. 告知：いかに伝えるか
 （網膜色素変性を中心に）…………… 佐渡一成
11. 遺伝相談：主治医としてのかかわり方
 ……………………………………… 岩田文乃

Monthly Book オクリスタ OCULISTA 特集案内
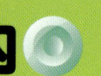

各号：定価3,000円＋税　B5判　オールカラー

No. 16　2014年7月号　66頁　ISBN 978-4-86519-016-8 C3047
結膜・前眼部小手術 徹底ガイド
編／志和　利彦（日本医科大学診療教授）
　　小早川信一郎（日本医科大学多摩永山病院准教授）

<目次>
1. ドライアイに有効な手術…………… 横井則彦
2. 翼状片手術の有茎弁移植………… 青瀬雅資ほか
3. 翼状片手術の遊離弁移植………… 國重智之ほか
4. 結膜弁被覆術（Gundersen法）……… 鈴木　崇
5. 悪性リンパ腫………………………… 後藤　浩
6. 眼球内容除去術……………………… 永原　幸
7. 角膜移植献眼の眼球摘出…………… 舟木俊成
8. 春季カタル………………………… 権田恭広ほか
9. 結膜・強膜の外傷………………… 山口大輔ほか
10. 結膜囊胞，結膜結石，偽膜除去 …… 高橋永幸

No. 17　2014年8月号　74頁　ISBN 978-4-86519-017-5 C3047
高齢者の緑内障診療のポイント
編／山本　哲也（岐阜大学教授）

<目次>
1. 高齢者の緑内障管理
 （QOL，全身疾患を含めて）………… 新田耕治
2. 高齢者の眼底検査…………………… 間山千尋
3. 高齢者の隅角検査／細隙灯顕微鏡検査
 ……………………………………… 澤田　明
4. 高齢者の緑内障薬物治療…………… 内藤知子
5. 点眼薬の正しい使い方（高齢者を念頭に）
 ………………………………………小野岳志ほか
6. 高齢者の緑内障レーザー治療……… 大鳥安正
7. 高齢者の緑内障手術1：単独手術 …… 谷戸正樹
8. 高齢者の緑内障手術2：白内障同時手術
 ……………………………………… 大久保真司
9. 認知症を合併する緑内障患者の管理… 竹中丈二

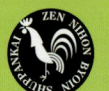

全日本病院出版会
おもとめはお近くの書店または弊社ホームページまで！
〒113-0033　東京都文京区本郷3-16-4　Tel:03-5689-5989
http://www.zenniti.com　Fax:03-5689-8030

◎特集/ポイント解説 眼鏡処方の実際

眼鏡処方に必要な基礎光学

魚里 博*

Key Words: 眼鏡処方(eyeglass prescription), 幾何光学(geometrical optics), 眼光学(ophthalmic optics), 屈折矯正(refractive correction), 視力補正(vision correction)

Abstract: 眼鏡処方は,現在コンタクトレンズや各種の屈折矯正手術による矯正も可能ななかで,最も簡便に安全かつ正確な屈折矯正を行えるためその役割は極めて重要である.眼鏡レンズに要求される光学特性はレンズ設計者だけではなく,処方側の眼科医やコメディカルにとっても重要事項である.望ましい眼鏡矯正を行うには,眼鏡レンズだけではなく眼球光学系の特性についても正しく理解しておき,眼鏡と眼球を合わせた合成光学系の特性を最大限に発揮することが必要である.本稿では,そのために必要な幾何光学の基礎知識を解説する.

1. 幾何光学の制約

幾何光学(geometrical optics)は光の波動性,粒子性などの本質を考慮しないで,経験的に得られた実験法則を基にして,媒質中における光の進路を調べる物理学の一分野である.光線(ray)という概念が用いられるが,これは波動光学(wave optics)における平面波(plane wave)と同様に振る舞いながら,しかも波面の広がりは小さいという矛盾した性質を有する.波長 λ→0 の極限においてはじめて完全に成立する近似であって,回折や干渉などの現象は取り扱えないし,光の集中する焦点付近や明暗の陰の部分では成立しえなくなることに注意すべきである.波面の垂直方向が光線の経路を表している.

幾何光学では次のような基礎原理によっている.

1) 光は等方,等質の媒質中で直進する.
2) 一つの光線は他の光線と独立に振る舞う.

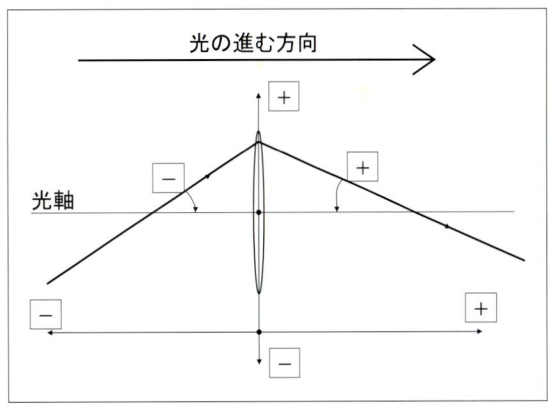

図 1. 光の進み方と符号の規約

3) 異なる媒質間の境界では,反射・屈折の法則に従って方向を変える.

2. 符号の約束

光の進行方向は,紙面上で左から右側へ進むとする.従って,長さの諸量は左から右側へ測る場合を正,逆の場合を負とする(図1).

3. 反射・屈折の法則

2つの異なる媒質の境界面での光の進み方を決定する基本的な法則である.第1の媒質から第2の媒質に光が進む場合,図2に示すように,それ

---

* Hiroshi UOZATO, 〒950-3198 新潟市北区島見町1398 新潟医療福祉大学医療技術学部視機能科学科, 教授/北里大学医療衛生学部視覚機能療法学, 客員教授

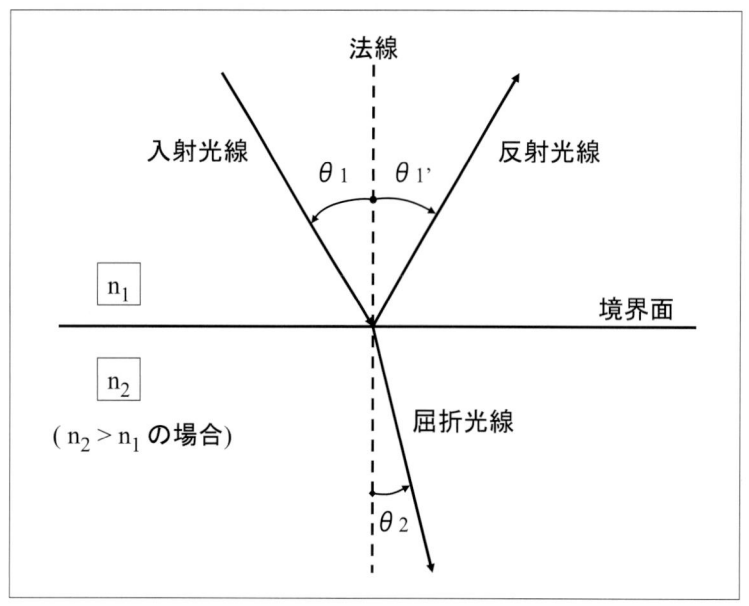

図 2.
反射・屈折の法則(Snell's law)

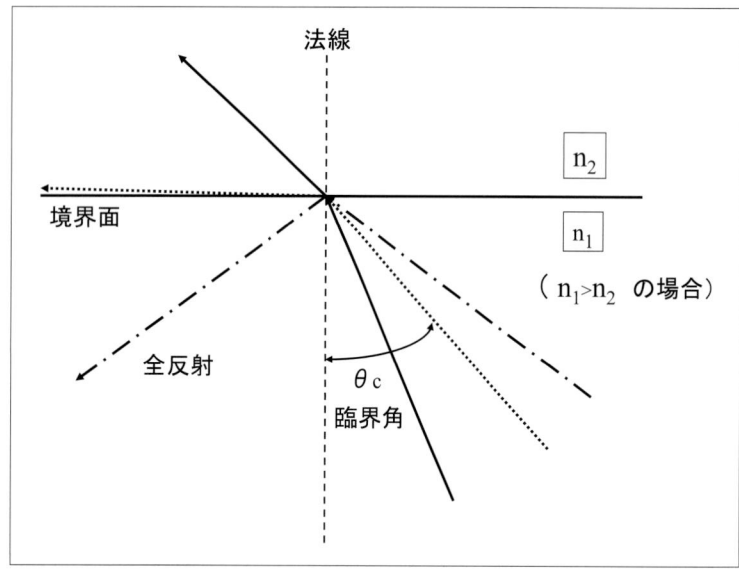

図 3.
全反射と臨界角

それの屈折率を n_1, n_2 とし，境界面の法線から測った入射光線の角度を θ_1，屈折光線の角度を θ_2，反射光線の角度を $\theta_{1'}$ とすれば，以下の関係が成り立つ．屈折の法則はSnellの法則(Snell's law of refraction)とも呼ばれる．

$$n_1 \sin\theta_1 = n_2 \sin\theta_2, \theta_1 = -\theta_{1'} \quad\cdots\cdots\cdots\cdots (1)$$

光が一点(点光源)から発して他の点に達するとき，途中の所要時間が極値(停留値)となるような経路をとる．これをフェルマーの原理(Fermat's principle)と言う．直進の原理と反射・屈折の法則はこの原理に含まれるものである．

屈折率(refractive index) n は，真空中の光の速度(C)と媒質中の光の速度(V)の比で与えられる．

$$n = C/V \quad\cdots\cdots\cdots\cdots (2)$$

なお，n は無次元量つまり単位が付かない値であり，常に C>V で，n は 1 よりも大きな値をとる．屈折率は，厳密には，光の波長や温度などにも依存する．可視域では，波長が短くなるほど屈折率は一般に高くなる．

Snell の法則で，光が密な媒質から疎な媒質へ進む場合，つまり，$n_1 > n_2$ の場合には，

$$\sin\theta c = n_2/n_1 \quad\cdots\cdots\cdots\cdots (3)$$

で与えられる θc よりも大きな入射角では全反射(total reflection)が起きる(図3)．この θc を全

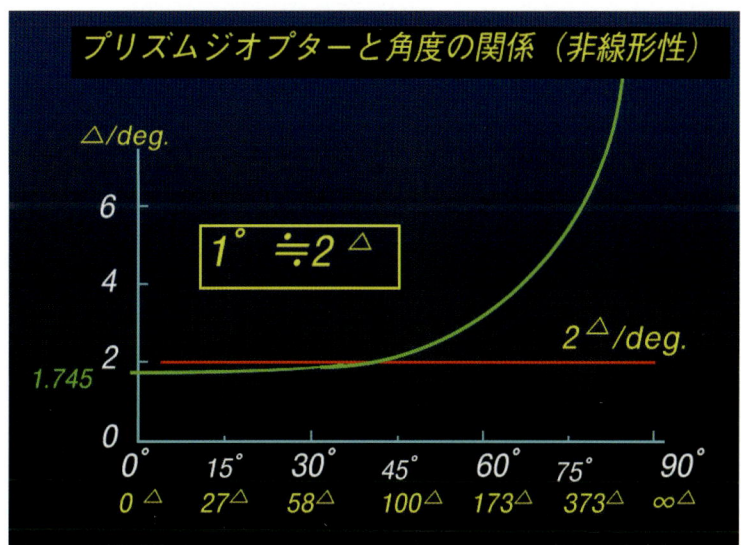

図 4.
Prism diopters の非線形性

反射の臨界角(critical angle)と言う．水から空気の場合は約 49°，ガラスから空気では約 41°，角膜から空気では約 47°くらいが臨界角となる．

全反射を応用したものには，直角プリズム（双眼鏡，双眼倒像鏡，スリットランプなど），隅角鏡（ゴニオスコピー）や光ファイバー（2 層型）などがある．

4．代表的な屈折率

真空中の光速度は物理定数($C=299792458$ m/s $\fallingdotseq 3\times10^{6}$ km/s)である．通常の幾何光学でよく使用する代表的な屈折率を示しておく．

空気：1.00(1.00028)
水：1.33
ガラス：1.52
プラスチック：1.49
角膜：1.376
房水，硝子体：1.336
水晶体：1.41～1.42(均質モデル)
　（屈折率分布：皮質 1.386～核質 1.4085）．

5．プリズム偏角

空気中におかれた薄いプリズムによる光線の偏向角(θ)は，プリズムの屈折率 n とその頂角(α)から，次式で与えられ光線を常に基底の方に曲げる．
$$\theta = \alpha(n-1) \qquad (4)$$
通常，視能矯正や眼科で使用するプリズムの屈折率は約 1.5 程度であるから，
$$\theta \fallingdotseq \alpha/2 \qquad (5)$$

となり，偏角は頂角の約半分となる．つまり，頂角が 10°のプリズムの偏角は約 5°となり，1°が約 2Δ (prism diopters) である近似（厳密には 1.745Δ）を使えば，偏角は約 10Δ であることが分かる．

6．プリズムジオプトリー(Δ)

プリズム偏角の単位には，角度(°)以外に臨床的な簡便さからプリズムジオプトリー(Δ)を使用する．1Δ は，プリズムから 100 cm (1 m) 離れた正接面で光線を 1 cm 偏位させる角度あるいはプリズムの強さである．

従って，一般的には，l m 離れた正接面上で d cm 偏位すれば，その偏角 P(Δ)は，
$$P = d/l \; [\text{in prism diopter, } \Delta] \qquad (6)$$
となる．

しかし，弧度法での偏角 θ(°)は，明らかに $\theta = \arctan(d/l)$ で与えられるので，プリズムジオプトリーは非線形な振る舞いをすることに注意されたい（図 4）．偏角が小さい場合には，1°＝1.745Δ($\fallingdotseq$ 2Δ)で近似や加法性が成り立つが，大きな偏角になればこの近似は成立しなくなり，加法や減法が成立しなくなる．

その代表例を示そう．45°の偏角は定義よりちょうど 100Δ であり，45°＋45°＝90°であるが，これをプリズムジオプトリーに換算すると，
$$100\Delta + 100\Delta \neq 200\Delta \qquad (7)$$
となり，正確には ∞ Δ であることは明らかであ

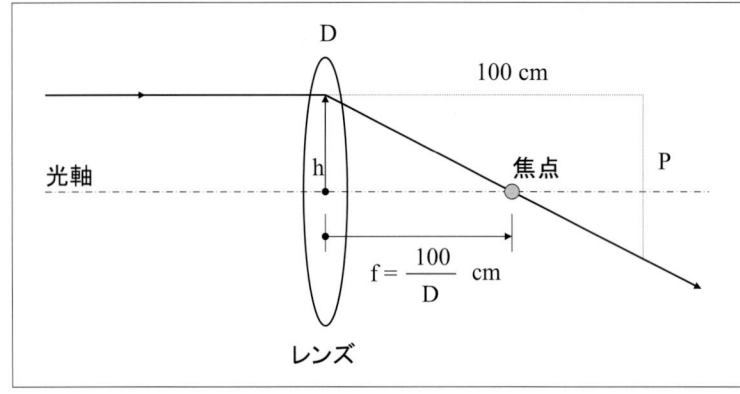

図 5.
レンズのプリズム効果(Prentice's rule)

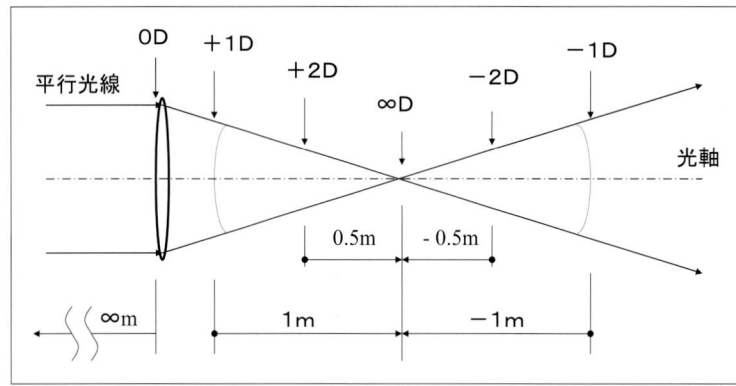

図 6.
光線の発散度・収束度(バーゼンス)

7. レンズのプリズム効果(Prentice's rule)

レンズの周辺部に入射した光線は，図5に示すようにプリズム効果を生じる．図の三角形の相似から明らかに，

$P = h \cdot D$ [in prism diopter] ……………(8)

となる．h(cm単位の値)はレンズの光学中心から光線の入射位置までの距離，Dはレンズの屈折力(diopter)である．

h=0，つまり薄いレンズの光学中心を通る光線は，斜めからの入射であってもプリズム効果を受けないことが分かる．レンズ中心を通る光線は中心光線(central ray)と呼ばれ，光線追跡法や作図で結像を求める場合の基本となる．

8. バーゼンス(Vergence)：光線の発散・収束度

眼光学で極めて重要な概念であり，レンズの結像式や屈折・調節に関連した計算に有用である．また光線束だけでなく最近の波面光学にも適応できる．

点光源からの光線の発散度(あるいは収束度)，または光線に垂直な面(波面)の収束・発散度をレンズの屈折力の単位と同じdiopterで表現できる．バーゼンス(V)は，光線束あるいは波面位置から点光源までの距離l(meter単位)の逆数で定義される．単位(units)はdiopters(D)である．つまり，バーゼンスは波面位置での曲率を表している．

$V = 1/l$ [in diopter, D] ……………(9)

図6に示すように，収束光線では+，発散光線では-のバーゼンスとなり，点光源位置では∞，平行光線束ではゼロvergenceとなる．

9. レンズの屈折力(refractive power)

空気中に置かれたレンズの屈折力はF(D)，その後側焦点距離(第2焦点距離)f(meter単位)の逆数で定義される．つまり，

$F = 1/f$ [in diopter] ……………(10)

一般的に，屈折率nの媒質中に置かれたレンズの場合には，

$F = n/f$ あるいは $F = 1/(f/n)$ [in diopter]
……………(11)

nの媒質中の焦点距離(focal length)はf/nとな

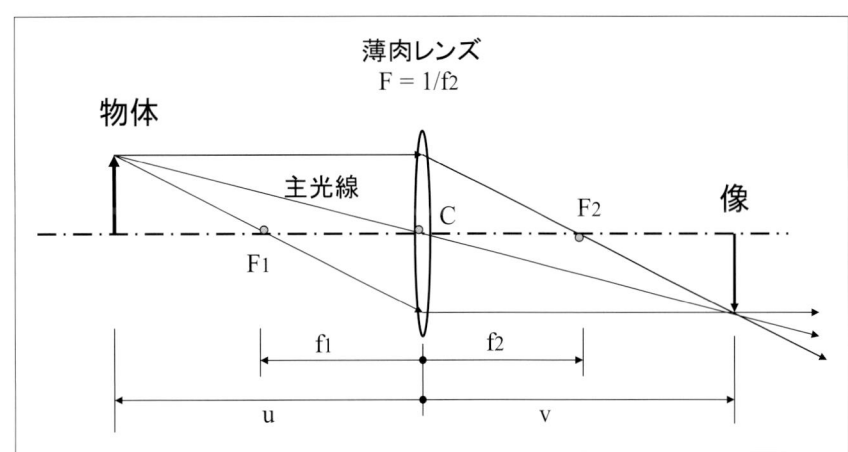

図7.
薄肉レンズの主要点
レンズの光学中心(C), 第1(F_1)および第2(F_2)焦点を考えればよい.

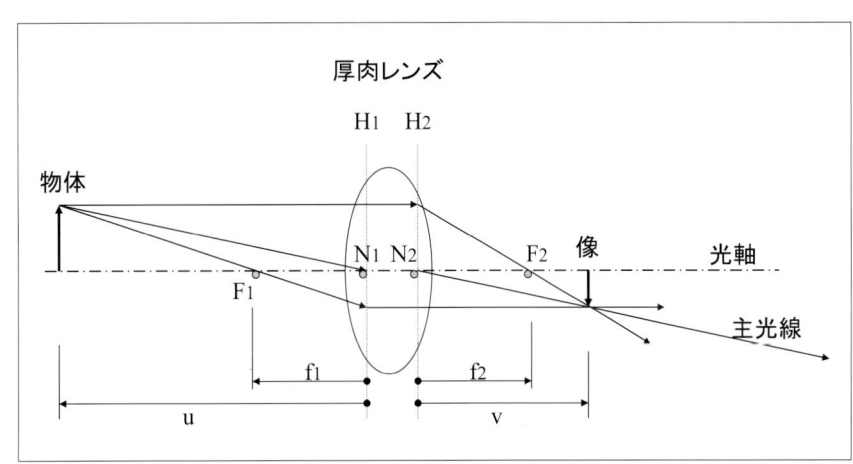

図8.
厚肉レンズの主要点
F, Nはそれぞれ焦点, 節点, Hは主平面を示す. それぞれ第1(前側)と第2(後側)がある. 空気中のレンズでは, 主点位置は節点位置と重なっている.

り, 空気中の焦点距離よりも短くなる. これは眼球光学系で, 前側焦点距離が約17 mm, 像側焦点距離が約22.5 mmになっていることからも理解できる.

薄肉レンズ(thin lens)では, レンズの厚みを無視しており, レンズ中心から後側焦点(第2焦点)までの距離が焦点距離(後側焦点距離)である. 一般的な厚肉レンズになると, より複雑になる.

10. 厚肉レンズの主要点

レンズの主要点には焦点(focal points), 主点(principal points)および節点(nodal points)の3種類あり, それぞれ物体側(第1)と像側(第2)があるため, 合計6つ存在する.

薄肉レンズでは, レンズの厚みを無視するため, それぞれの主点と節点がレンズ中心に一致し, 第1と第2焦点の, 都合3つの主要点を考えればよい(図7).

厚肉レンズ(thick lens)でも, 空気中に置かれたレンズでは, 主点と節点位置が一致するため, 第1主点, 第2主点と第1焦点, 第2焦点の都合4つを考えればよい. また, その際, 前側と後側の焦点距離はそれぞれ第1主点と第2主点からの距離であるが, 空気中のレンズでは両者の長さは等しくなる(図8).

厚肉レンズの主点位置が簡単に分からないので, 臨床の現場では, レンズの後頂点から第2焦点までの距離(後面頂点焦点距離)を使用している. 眼鏡レンズの屈折力はこの焦点距離から算出されており, レンズメーター(lensmeter)での測定もこれによっている.

眼球光学系のように, 物体空間と像空間の媒質屈折率が異なる場合には, 6つの主要点を考えなければならない. しかし, 通常の計算では, それぞれの主点と節点の間隔は極めて小さいので, それぞれ1点として近似しても差し支えない. 主点位置は角膜前面より約1.5 mmの位置に, また節

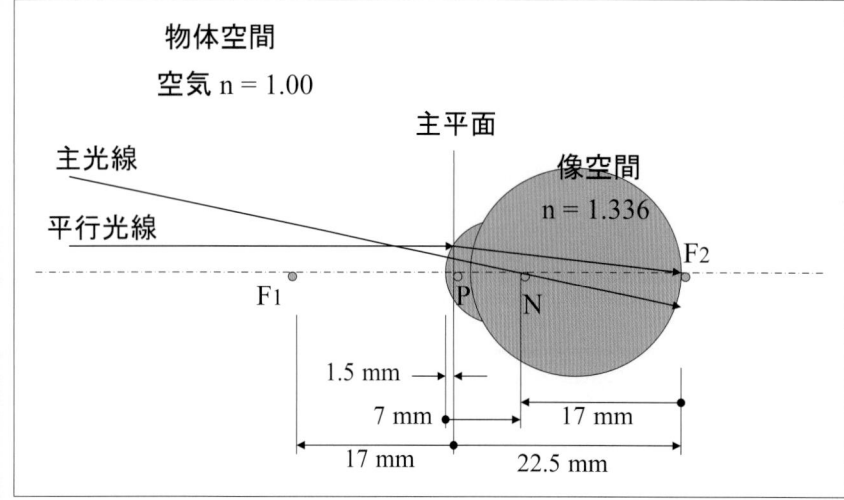

図 9.
眼球光学系の主要点(簡素化モデル)
F_1, F_2は第1(前側)焦点,第2(後側)焦点,Pは主点,Nは節点を示す.

点は約7mm(網膜面より前方約17mm)として結像関係や視角の大きさを考えれば十分である(図9).

11. バーゼンスによるレンズ屈折力と結像式

凸レンズは平行光線を後側(第2)焦点に集光し,凹レンズは第2焦点(レンズ前方に位置する)から発散するように光線束のバーゼンスを変える.つまり凸レンズは平行光線(0 vergence)にプラスのvergenceを加算し,凹レンズはマイナスのvergenceを加えていることになる.つまり,レンズは光線束の発散・収束度の可変器と考えることができる.

また,レンズによる結像関係も,光学の教科書に多用されるレンズの公式(1/u + 1/v = 1/f, ただし,uとvの長さの符号がここでの説明と異なるので注意されたい)は,

$1/u + 1/f = 1/v$ …………………(12)

であるが,前節のバーゼンスの概念を持ち込めば,

$U + F = V$ [in diopter] …………………(13)

と表すことができる.ここで,U(=1/u)はレンズに入射する光線束のバーゼンス,F(=1/f)はレンズの屈折力,V(=1/v)はレンズから射出するバーゼンスである.小文字のu, vはそれぞれ,物体からレンズまでの距離(レンズ前方の物体では負値)とレンズから像までの距離(レンズ後方の像では正値)で,いずれもメートル単位の数値である.

このようなバーゼンスを用いれば,複数のレンズが組み合わせられていても,左側から順番に適応していけば,結像位置や像の大きさ,向き(正立か倒立か),像倍率なども簡便に算出できる.

12. 面屈折力

レンズの屈折は前面と後面で発生するが,それぞれの面での屈折の強さを面屈折力(surface power)で表す.単位はレンズの屈折力と同じdioptersである.単一の屈折面の曲率半径をr(meter),屈折前の媒質と屈折後の媒質の屈折率をそれぞれn_1, n_2とすると,面屈折力(D)は,

$D = (n_2 - n_1)/r$ [in diopter] …………………(14)

ここで,曲率半径(radius of curvature)の逆数1/rをRとすると,これを曲率(curvature)と言う.

$D = R(n_2 - n_1)$ [in diopter] …………………(15)

屈折率は無次元量であるから,面屈折力と曲率はいずれも(1/長さ)の次元を持ち,rをメートル単位で用いれば,DもRもdioptersの単位を有していることが分かる.

レンズの前面と後面屈折力をD_1, D_2とし,レンズの中心間距離をt(m)とすれば,合成屈折力(D)は,

$D = D_1 + D_2 - tD_1D_2$ [in diopter] …………(16)

となる.薄肉レンズでは,2枚のレンズを密着すれば,t≒0と近似できるので,合成屈折力は,

$D ≒ D_1 + D_2$ [in diopter] …………………(17)

と近似でき,加法性が成り立つ.つまり,検眼フレームに複数のレンズを入れて,その代数和で度数を計算できるのはこのためである.

また,通常のケラトメーターやトポグラフィー

での角膜形状検査では，角膜前面の曲率半径や曲率(あるいは屈折力)を測定しているが，後面の実測が難しいため，前面曲率半径 r_1 のみから角膜全体の屈折力を推定している．その際に角膜の屈折率には，本来の実質屈折率1.376ではなく，仮定値である換算屈折率1.332～1.3375を使用しているため，注意が必要である．

正しい角膜屈折力を得るには，角膜前面と後面の曲率半径(r_1, r_2)，中心厚み t，角膜屈折率 n が分かる必要がある．(16)式と同様に，前面と後面の屈折力をそれぞれ D_1, D_2 とすれば，角膜の全屈折力 D は，

$$D = D_1 + D_2 - (t/n)D_1 D_2 \text{[in diopter]} \quad \cdots(18)$$

で算出できる．

13. 乱視とトーリックレンズ

乱視は平行光線が一点に収束しない状態であるが，円柱レンズで矯正可能なものを正乱視，矯正できないものを不正乱視と大別できる．

球円柱レンズ(spherocylinder lens)では，2つの焦線を持ち，この間隔をスタームの間隔(interval of Sturm)と呼び，この幾何学的な結像状態をスタームのコノイド(conoid of Sturm)と言う．2つの焦線間に円形で最もボケ像の小さくなる位置が存在する．この位置を最小錯乱円(circle of least confusion)と呼び，前焦線と後焦線の中間(幾何学的な中間ではなく屈折度数での中間)に位置する．そのため，最小錯乱円を網膜面に矯正する度数を等価球面度数(spherical equivalent；SE)と言い，球面度数を S(D)，乱視度数を C(D) とすると，

$$SE = S + (C/2) \text{[in diopter]} \quad \cdots\cdots(19)$$

で与えられる．SEは，最小錯乱円を網膜面位置に矯正するための球面度数である．錯乱円になるのは眼の瞳やレンズ系の絞りが円形であるためである．

14. 度数変換

屈折度を表現するのに，球面レンズと円柱レンズの等価的な組み合わせが3つ存在する(図10)．

① cyl+2.00 D 180° = cyl−1.00 D 90°(2枚の円

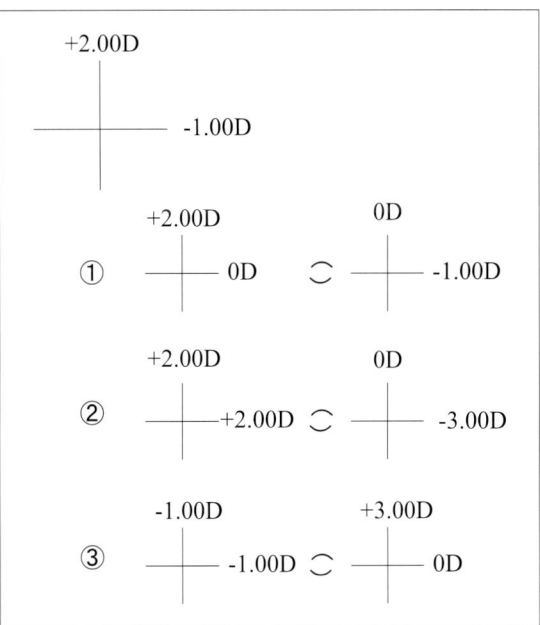

図 10. 矯正度数の等価的な組み合わせ

柱レンズの組み合わせ)，

② +2.00 D = cyl−3.00 D 90°(球円柱レンズの組み合わせで−円柱度数表記)，

③ −1.00 D = cyl+3.00 D 180°(球円柱レンズの組み合わせで+円柱度数表記)，

となる．

特に②⇄③相互への変換原則は，

1) 新しい球面＝古い球面＋古い円柱，

2) 新しい円柱＝古い円柱×(−1)(絶対値は同じで符号のみ変える)，

3) 新しい軸＝古い軸±90°，

で求めることができる．

15. 遠点と矯正原理

レンズ系における物体と像との関係は，位置を入れ替えても結像関係は成立する．物体と像上の対応する点をお互いに共役点(conjugate points)，物体面と像面をお互いに共役面(conjugate planes)と言う．

眼の場合は，固視点と網膜中心窩はお互いに共役であり，固視点は網膜共役点であるという．眼の調節が緩解している状態での網膜共役点は遠点(far point)と言い，最大調節時の網膜共役点は近点(near point)である．

屈折異常を遠点で分類すると，正視眼は遠点が無限遠方にあり，近視眼は遠点が眼前有限距離，

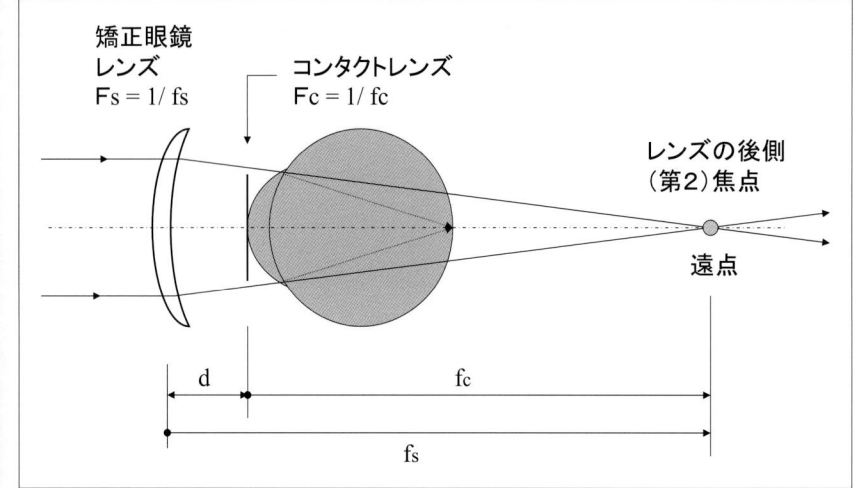

図 11.
矯正原理と遠点および焦点
遠点と矯正レンズの第2焦点位置を一致させる。サフィックスのs, cはそれぞれ眼鏡とコンタクトレンズを意味する。dは頂間距離である。

遠視眼は遠点（虚遠点）が眼後方有限距離にある。乱視眼の場合は，各主経線の遠点（far lines）により分類できる。

矯正原理は，屈折異常眼の遠点（ここでは遠視眼を考える）位置と矯正レンズの第2焦点を合致させるように矯正度数を選択すればよい。そうすれば未矯正下の遠点位置が矯正レンズにより光学的無限遠に位置することになる。

眼鏡やコンタクトレンズ（CL）などの矯正法の相違による度数換算は（図11），眼鏡の度数，焦点距離をF_s, f_sとし，CLのものをF_c, f_cとして，両者の後頂点間距離を$d(m)$とすると，

$$F_c = F_s/(1-dF_s) \text{[in diopter]} \quad \cdots\cdots (20)$$

あるいは，

$$F_s = F_c/(1+dF_c) \text{[in diopter]} \quad \cdots\cdots (21)$$

となる。このような式を使わずとも，レンズの焦点距離（第2）と頂間距離（vertex distance）の関係から，CLあるいは眼鏡に必要な焦点距離が以下のように決まる。

$$f_c = f_s - d \quad \text{あるいは} \quad f_s = f_c + d \quad \cdots (22)$$

検影法による屈折度の測定では，中和に必要な検査レンズの屈折力$N(D)$が決まると，メートル単位の検影距離$k(m)$から屈折度$R(D)$が求められる。

$$R = N - (1/k) \text{[in diopter]} \quad \cdots\cdots (23)$$

通常検影距離は50 cm程度であるから，$-2D$の近視眼での中和を境に逆行と同行が逆転する。$N(D)$の検査レンズは，被検眼の遠点を検影器の位置に移動させて中和させていることになる。

16. レンズの効率，矯正効果

レンズの頂間距離が変わると，矯正効果が変化することは前節の矯正原理から分かる。頂間距離dが通常の12 mmから伸びると（鼻眼鏡），矯正効果が変化し，遠視眼鏡では矯正効果が強まり，近視眼鏡では矯正効果が弱まる。いずれの場合も近方に矯正下の遠点が移動しており，老視眼鏡のような負荷度数効果が得られる。

矯正レンズ度数$F(D)$がその頂間距離を$\delta(m)$だけ変えると，それに伴う矯正効果の変化$\delta S(D)$は近似的に，

$$\delta S \fallingdotseq \delta \cdot F^2 \text{[in diopter]} \quad \cdots\cdots (24)$$

となる。正確には，先ほどの遠点と矯正レンズの焦点位置から簡単に算出できる。

17. 調節

調節の遠点と近点の空間範囲を調節域（range of accommodation）と言い，これを屈折力の変化で表したものを調節力（amplitude of accommodation），調節できる最大振幅（屈折力での）を表している。通常調節力の計算には，正確には眼の主点位置が望ましいが，臨床的には角膜頂点位置を基準として考えて差し支えない。

角膜から測った遠点，近点距離をそれぞれp, qとすれば，調節力$A(D)$は，

$$A = (1/p) - (1/q) \text{[in diopter]} \quad \cdots\cdots (25)$$

ここでは，p, qは眼前を負，眼後を正としているため，通常の式とは異なるので注意されたい。正

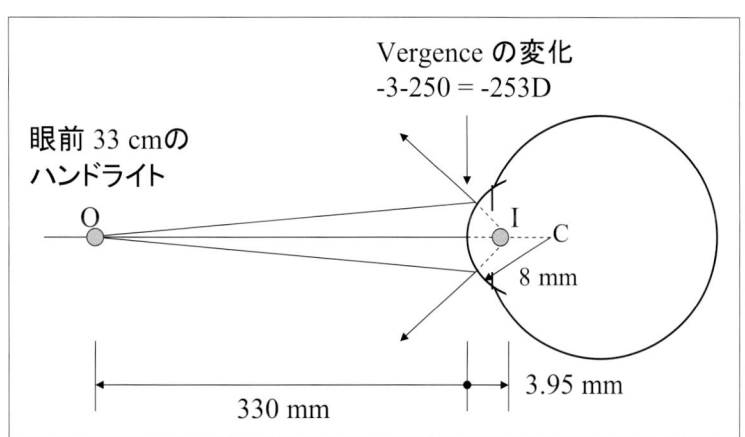

図 12.
角膜反射像の結像位置
O：光源，I：角膜反射像，C：角膜曲率中心，角膜曲率半径(r)は 8 mm を仮定している．

視眼であれば，pが∞であるから，

$$A = -1/q [\text{in diopter}] \quad \cdots\cdots(26)$$

となり，近点距離のみから決定できる．調節力は通常正値であるから，式の使い方や符号の取り方で間違わないようにすべきである．

18. 倍率

倍率には横倍率(transverse magnification)，縦倍率(軸上倍率)(axial magnification)と角倍率(angular magnification)がある．

横倍率は，物体に対する像の大きさの比，あるいはレンズから物体までの距離と像までの距離の比で与えられる(図 7)．

$$\text{Mag T} = I/Q = v/u \quad \cdots\cdots(27)$$

凸レンズでの結像で倒立実像ができる場合には横倍率が負値となる．

また縦(軸上)倍率は，横倍率の二乗で与えられるため，3D 像を見る場合，像の歪みの原因となる(例えば倒像鏡などで)．

$$\text{Mag L} = (\text{Mag T})^2 \quad \cdots\cdots(28)$$

また，角倍率は，物体や像が極めて遠方にある場合(横倍率は常に倍率はゼロとなる)や眼を通して観察する場合に用いる．レンズ系の第 1 焦点に置かれた物体(光学的に無限遠方にある)を眼で見る場合の視角の大きさ(θ_L)とその物体を明視の距離(25 cm)で直接眼で見た場合の視角(θ_{25})の比で表す．

$$\text{Mag A} = \theta_L / \theta_{25} = D/4 \quad \cdots\cdots(29)$$

D はレンズの屈折力であり，単純な拡大鏡の倍率に有用である．

望遠鏡の倍率も角倍率で考えることができる．屈折型天体望遠鏡とガリレオ式の望遠鏡があるが，前者の接眼レンズは凸レンズ，後者は凹レンズになっている．ガリレオ式は鏡筒が短く像が正立で得られるため，視能矯正や眼科検査機器にはほとんどがガリレオ式の望遠鏡光学系を使用している．望遠鏡の倍率は，対物レンズ(D_o)と接眼レンズの屈折力(D_e)の比で与えられる．

$$\text{Mag} = D_e/D_o \quad \cdots\cdots(30)$$

19. 眼鏡レンズによる拡大と縮小

頂間距離 12～13 mm で装用されている眼鏡レンズは前節の角倍率の考えを応用すると，1 D の屈折力で約 2％程度の拡大あるいは縮小を伴う．矯正度数が大きくなるとこの近似は成立しないので，あくまでも目安である．

例えば，+4 D の眼鏡では，レンズと眼の光学系でガリレオ式望遠鏡が形成され，約 8％網膜像が拡大する．一方-4 D の眼鏡矯正された眼では，レンズと眼の光学系が逆ガリレオ式望遠鏡(通常のガリレオ式望遠鏡を逆さにして覗く場合)が形成されて，約 8％網膜像が縮小する．

20. 反射鏡の屈折力

鏡の反射による屈折力(D)は，鏡の焦点距離(f)の逆数で与えられ，その単位は diopters である．焦点距離は常に曲率半径(r)の半分である．r や f は常に meter 単位の値である．

$$D_{\text{refl}} = 1/f = 2/r [\text{in diopter}] \quad \cdots\cdots(31)$$

レンズの場合と異なるのは，像空間が鏡により物体空間に折り返されていることである．また，中心光線あるいは主光線は，鏡の中心ではなく鏡の曲率中心を通る光線であり，折れ曲がらずに反射

される.

　角膜反射像に代表されるように，鏡による結像関係も前述のバーゼンスの概念を同様に適応することができる．例えば，眼前 33 cm にあるペンライトの角膜反射像は，角膜曲率半径が 8 mm とすれば，前面より約 3.95 mm 後方(ほぼ焦点位置)に虚像ができている(図 12).

21. 収　差

　幾何光学では，1 つの物点から出た光線は屈折または反射により理想的には再び 1 点に集まる．このような理想的な結像からのズレを収差(aberration)と言う．これには大別して，光学系の分散により発生する色収差(chromatic aberration)と単色光を用いてもなお生じる単色収差(monochromatic aberration)の 2 つがある．

　ところで，級数展開を用いれば，
$$\sin\theta = \theta - (\theta^3/3!) + (\theta^5/5!) - \cdots \qquad (32)$$
と表せるが，右辺の第 1 項のみをとればよいような，つまり光軸付近の狭い領域(では Gauss の光学が成立するから，その範囲)を Gauss の空間(Gaussian optocs)あるいは近軸領域(paraxial area)と呼ぶ．同様に第 2 項までとればよいような領域をザイデル(Seidel)領域と呼ぶ．収差論で重要な 5 つの収差をザイデル収差(Seidel aberration)というのはこれによっている．ザイデル収差は，大別すると球面収差(spherical aberration)，コマ収差(coma)，非点収差(astigmatism)，像面彎曲(field curvature)，歪曲収差(distortion)に分類される．

あとがき

　今回，眼科臨床で役立つことを目標に，眼光学や生理光学の分野で多用される重要点を，主に幾何光学の基礎事項に限って解説した．これらの基礎知識や関係式が視力・屈折矯正などの眼科臨床に役立てば幸いである．詳細については専門書[1〜5]を参考にされたい．本稿は，文献 5 の内容を一部追加・修正して作成したものである．

文　献

1) 魚里　博：近視の光学と眼鏡．眼科 MOOK No. 34(近視)，pp. 132-149, 1987. (あるいは，Uozato H：Fundamentals of Optics and Ophthalmic Optics(光学・眼光学の基礎)(北里大学医療衛生学部編)，2nd ed, p. 37, 2000(1st ed：1987).)
2) Freeman MH, Hull CC：Optics, 11th ed, Butterworth-Heinemann, p. 563, 2003.
3) 魚里　博：眼球光学．眼光学の基礎(西信元嗣編)，金原出版，pp. 119-143, 1990.
4) 西信元嗣，岩田耕一，魚里　博：新しい眼光学の基礎，金原出版，pp. 134, 2008.
5) 魚里　博：臨床医が知るべき幾何光学．新眼科レジデント・戦略ガイド(坪田一男，大橋裕一編)，診断と治療社，pp. 458-474, 2010.

好評書籍

超アトラス 眼瞼手術
―眼科・形成外科の考えるポイント―

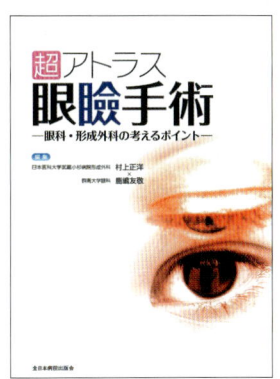

編集　日本医科大学武蔵小杉病院形成外科　村上正洋
　　　群馬大学眼科　鹿嶋友敬

B5判／オールカラー／258頁／定価　本体9,800円＋税
2014年10月発行

形成外科と眼科のコラボレーションを目指す，意欲的なアトラスが登場！眼瞼手術の基本・準備から，部位別・疾患別の術式までを盛り込んだ充実の内容．計786枚の図を用いたビジュアルな解説で，実際の手技がイメージしやすく，眼形成の初学者にも熟練者にも，必ず役立つ1冊です．

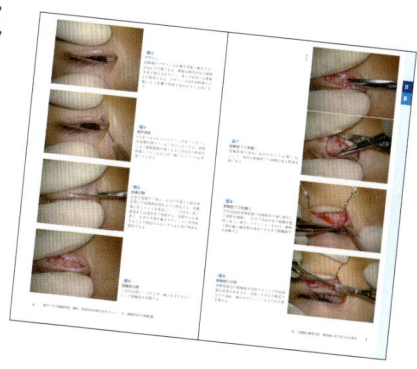

目次

Ⅰ　手術前の[基本][準備]編―すべては患者満足のために―
- A　まずは知っておくべき「眼」の基本
　　―眼科医の視点から―
- B　おさえておきたい眼瞼手術の基本・準備のポイント
　　―形成外科医の視点から―
- C　高齢者の眼瞼手術における整容的ポイント
　　―患者満足度を上げるために―
- D　眼瞼手術に必要な解剖
- E　眼瞼形成外科手術に必要な神経生理

Ⅱ　眼瞼手術の[実践]編
- A　上眼瞼の睫毛内反
　　　上眼瞼の睫毛内とは
　　　埋没縫合法
　　　切開法（Hotz変法）
- B　下眼瞼の睫毛内反
　　　下眼瞼の睫毛内反とは
　　　若年者における埋没法
　　　若年者におけるHotz変法
　　　退行性睫毛内反に対するHotz変法（anterior lamellar repositioning）
　　　Lid margin split法
　　　牽引筋腱膜の切離を加えたHotz変法
　　　内眥形成
- C　下眼瞼内反
　　　下眼瞼内反とは
　　　牽引筋腱膜縫着術（Jones変法）
　　　眼輪筋短縮術（Wheeler-Hisatomi法）
　　　Lower eyelid retractors' advancement（LER advancement）
　　　牽引筋腱膜縫着術と眼輪筋短縮術を併用した下眼瞼内反手術

- D　睫毛乱生・睫毛重生
　　　睫毛乱生・睫毛重生とは
　　　電気分解法
　　　毛根除去法
　　　Anterior lamellar resection（眼瞼前葉切除）
- E　上眼瞼下垂
　　　上眼瞼下垂とは
　　　Aponeurosisを利用した眼瞼下垂手術
　　　Muller tuck法（原法）
　　　CO_2レーザーを使用した眼瞼下垂手術（extended Muller tuck 宮田法）
　　　Aponeurosisとミュラー筋（挙筋腱膜群）を利用した眼瞼下垂手術
　　　眼窩隔膜を利用した眼瞼下垂手術（松尾法）
　　　若年者に対する人工素材による吊り上げ術
　　　退行性変化に対する筋膜による吊り上げ術
　　　Aponeurosisの前転とミュラー筋タッキングを併用した眼瞼下垂手術
- F　皮膚弛緩
　　　上眼瞼皮膚弛緩とは
　　　重瞼部切除（眼科的立場から）
　　　重瞼部切除（形成外科的立場から）
　　　眉毛下皮膚切除術
- G　眼瞼外反
　　　下眼瞼外反とは
　　　Lateral tarsal strip
　　　Kuhnt-Szymanowski Smith変法
　　　Lazy T & Transcanthal Canthopexy

コラム
眼科医と形成外科医のキャッチボール

全日本病院出版会
〒113-0033　東京都文京区本郷3-16-4　Tel：03-5689-5989
http://www.zenniti.com　　　　　　　　Fax：03-5689-8030

お求めはお近くの書店または弊社ホームページまで！

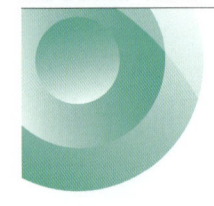

◎特集／ポイント解説 眼鏡処方の実際

眼鏡レンズの歴史と進歩

金子　弘*

Key Words : メガネレンズ(spectacle lens), 非球面レンズ(aspheric lens), 累進屈折力レンズ(PAL ; progressive addition lens), フィッティング(fitting), 個別設計(individual design)

Abstract : レンズは紀元前から主に装飾用として用いられた．13 世紀ごろ，ヨーロッパでガラスレンズが作られ，当初はこれを手で持って近見用で使用したが，やがて凹レンズも出現し，ひもやつるで顔にかけて使うようになった．近代になって，均質な光学ガラスに添加物を加えて高屈折率の素材が次々と開発された．第二次大戦後はプラスチックが急速に普及し，現在ではメガネレンズはほとんどプラスチック製に置き換わっている．

　レンズ設計の分野でも非球面が開発され，レンズを薄く軽く収差を抑えて作れるようになった．また自由曲面の加工技術とともに累進レンズが大きく進歩し，遠近・中近・近々など用途に合わせた度数設定が行えるようになった．最近では，フレームの前傾角やそり角などの装用状態，および装用者の癖や習慣に合わせて個別設計できるレンズも増加し，そのための計測機器も開発されている．

はじめに

　眼鏡レンズの素材は，まず光学的，機械的に安定していることが求められる．具体的には透明でひずみがなく，経年変化を起こしにくく，酸や汗にも強く，衝撃にも強いことなどである．CR-39 をはじめとするプラスチック素材はその代表であり，既に眼鏡レンズの 95％以上がプラスチック製となっている．

　またレンズ設計の分野では，より薄く，より快適なレンズを目指して，非球面レンズが主流となっている．さらに，一人一人の装用状態を加味した個別設計のレンズが，特に遠近や中近など，累進屈折力レンズの分野で大きく発達してきた．

　ここでは，メガネレンズの歴史を振り返るとともに，最新のレンズの話題を紹介する．

レンズの黎明期

　レンズの歴史は古く，紀元前の古代エジプトやローマの時代には水晶やガラスを凸レンズ状に磨いた装飾品が盛んに作られた．そして 2 世紀ごろには，これを使うと物が大きく見えることが知られていた．ちなみに，レンズという名前は「レンズ豆」に由来する．これは，文字どおり凸レンズの形をした小さな豆で，旧約聖書にも登場するくらい海外ではなじみがあり，いまでもスープやカレーによく用いられる．水晶のレンズが作られたとき，この豆に形が似ているので「レンズ」と呼ばれるようになった(図 1)．

　13 世紀ごろには，水晶や緑柱石を半球状にきれいに磨いて文字の上に置くと文字が大きく見えることから，リーディングストーンと呼ばれて重宝された(図 2)．同じころイタリアのベネチアでは透明なガラスを使ったレンズが，主に老眼用として用いられた．当初は手持ち式であったが，やがて左右のレンズがブリッジでつながり，ひもやつ

* Hiroshi KANEKO, 〒703-8282　岡山市中区平井 6-6-11　専門学校ワールドオプティカルカレッジ，校長

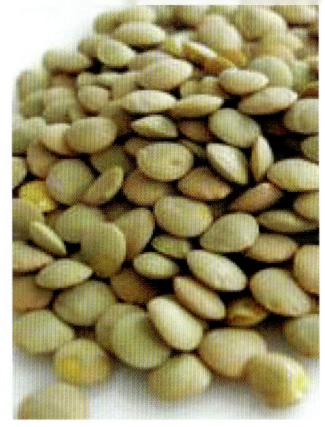

図 1. レンズの語源であるレンズ豆

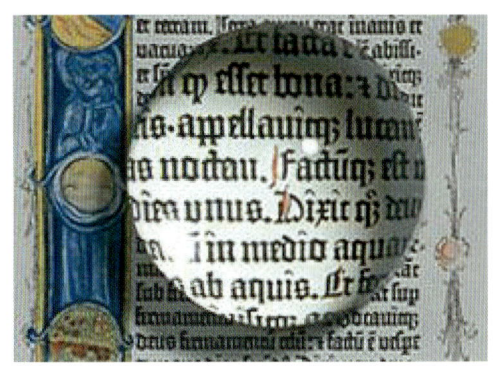

図 2. リーディングストーン

るで顔に固定できるようになった．凹レンズも作られて，近視の人にも対応できるようになり，徐々に現在のメガネの形に近づいた．

素材の変遷

近代になって，無色透明で均質な光学ガラスが作られ，さらに，添加物の種類を変えて屈折率の高い素材が次々と開発された．高屈折ガラスは，同じ度数でも，レンズ厚を20～30%薄くできるので，特に強度数の人には福音であった．ただ，屈折率が高くなると色分散が増加する(アッベ数は小さくなる)ため，レンズ周辺部では色づいて見える欠点がある．

1920年ごろから，プラスチックがガラスの代用品として注目され，1930年には透明で機械的にも強い素材としてポリメチルメタクリレート(PMMA)が開発された．これは有機ガラスとも呼ばれ，特に第二次世界大戦中はガラスの不足を補う役目を果たした．メガネ用のプラスチック素材としてはその後に開発されたCR-39(コロンビアレジン39)がよく知られている．プラスチックレンズはガラスに比べ約半分の比重で，割れにくく，カラー染色できるなどの大きな特徴がある．ただ，ガラスに比べて軟らかく，キズが付きやすい欠点があった．しかしこれも近年，ハードコーティングの発達で，十分使用に耐えるものになっている．プラスチックもガラスと同じく屈折率の高い素材が開発され，現在では屈折率1.76程度まで実用化されている．

眼鏡レンズの設計

1. 非球面レンズ

一般に，レンズ厚を薄くするためにレンズカーブを浅く(フラットに)すると，通常の球面設計のままでは度数誤差(パワーエラー)・非点収差・歪曲収差が増大し，像のぼけや歪みが強く現れる．これを補正するために，レンズ周辺部に向かってレンズ度数が徐々に緩やかになるよう，曲面をコントロールしたのが非球面である．すなわち非球面とは，レンズの薄型・軽量化を図って低ベースカーブにすることにより生じる非点収差の補正，歪曲収差の軽減，そしてレンズ周辺部の度数誤差の解消を同時に行うレンズ設計を言う．

非球面レンズは，同度数の球面レンズと比較するとフラットで，レンズ厚を薄くできるのが特徴である．図3に，S±6.00Dのレンズの断面形状を屈折率ごとに示す．素材の屈折率が高くなるほどレンズ厚(またはコバ厚)は薄くなり，さらにレンズ面を非球面にするとさらに薄くなる．プラスレンズでは，装用するフレームの玉形に合わせてレンズの外径を指定することにより，一段と中心厚を薄くすることができる．

一方，レンズメータを使って非球面レンズを測定する場合，光学中心では一般に処方度数が得られるが，周辺部では度数の絶対値が弱めに検出されたり，思わぬ乱視度数が検出される場合がある．

また，非球面レンズは，それを眼前の決められた位置に置いたとき，網膜上の収差が最も少なくなるように設計されるので，レンズを偏心させて

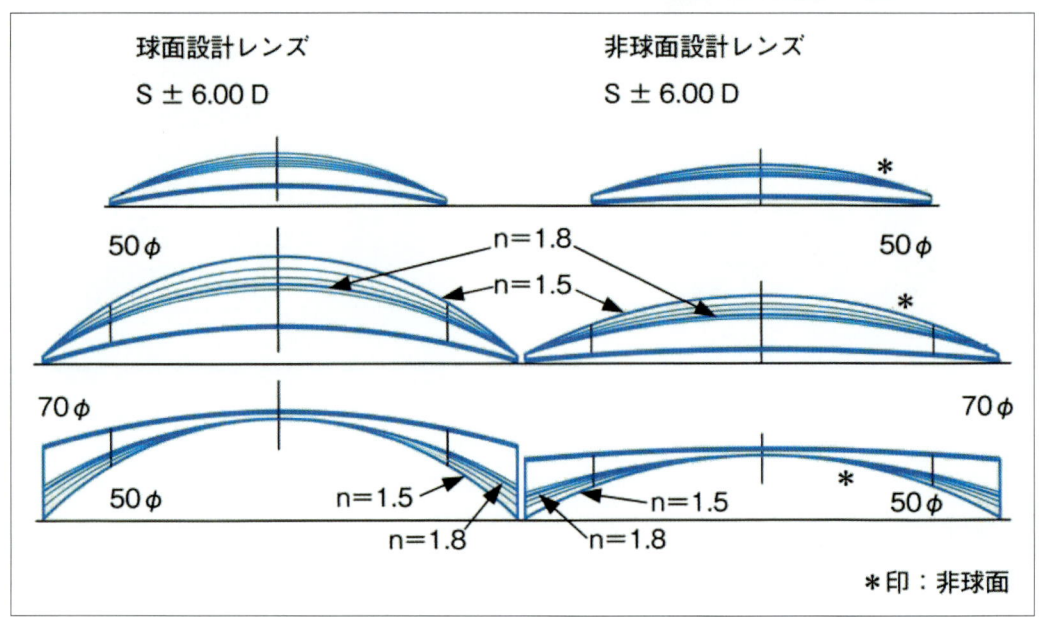

図 3. 球面と非球面のレンズ厚の比較

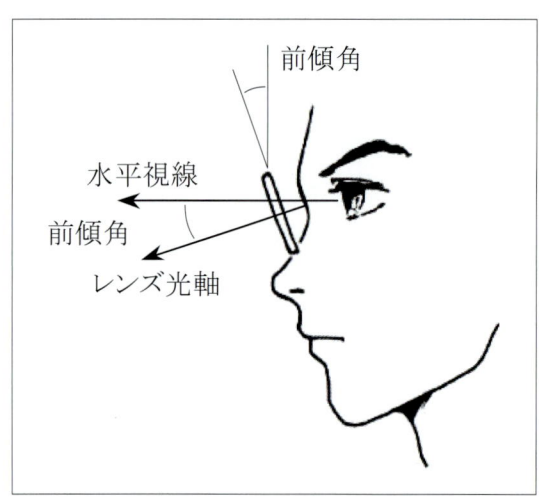

図 4. メガネの前傾角

表 1. 用途別前傾角

用途	具体例	前傾角
遠用専用	ドライブ用,スポーツ用など	5〜10°
常用	累進レンズの遠近,中近など	10〜15°
近用	二重焦点,累進レンズの近々など	15〜20°

使用するのは望ましくない.例えばプリズム効果を得るために,プレンティスの法則に従ってレンズ全体を偏心して使用するのは,従来の球面レンズでは可能であったが,非球面レンズではお勧めできない.それは,非球面の度数分布が光軸を中心とする回転対称になっているため,偏心するとプリズム効果は得られても,視界内の度数分布が主視線を中心とする同心円状でなくなり,方向によって見え方が異なるおそれがあるためである.プリズム入りの非球面レンズを作製する場合,レンズメーカーではレンズの非球面の回転対称軸はフィッティングポイントに置いたまま,球面側のみを偏心してプリズム度数を出すようにしている.

2. 前傾角とそり角

前傾角とは,メガネを装用してまっすぐ水平視したときの,視線とレンズ光軸との垂直面内の角を言う(図4).装用時前傾角とも言う.遠用,常用,近用の用途によって視線の向きが異なるため,それに合わせて前傾角も表1のように変化させ,視線とレンズ面の斜交による非点収差の発生などを極力抑えるようにしている.

そり角とは,メガネをかけたとき,視線とレンズ光軸の水平面内のなす角を言う(図5).通常の遠用メガネの場合,そり角は0°で,後述のハイカーブメガネなどでレンズが耳側に傾く場合,5〜25°程度のそり角が発生する.

そり角と似た用語で,混同しやすいのがフロント角(またはフレームそり角)である.これは,レンズの玉形が水平面内でどれだけ傾いているかを示すもので,一般に,フロント角が大きくても,

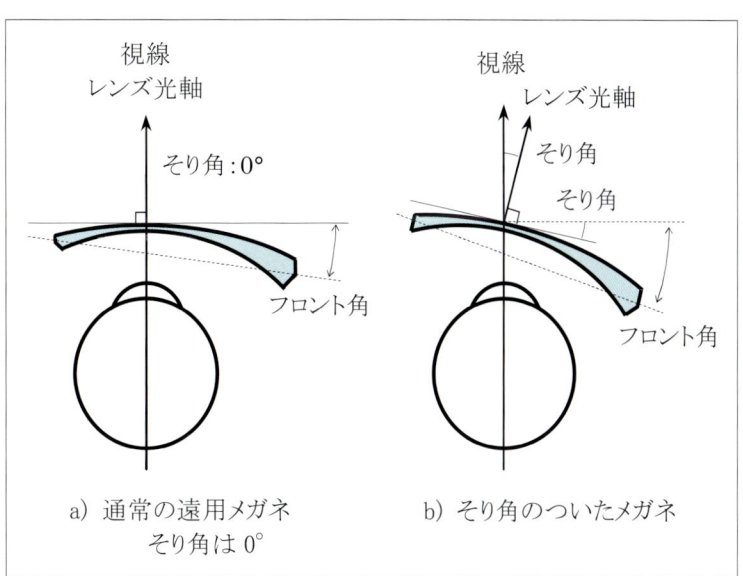

図 5.
そり角とフロント角(右眼の場合)

a) 通常の遠用メガネ そり角は 0°
b) そり角のついたメガネ

そり角が 0°であれば装用上の影響は少ない．

3．マーチンの式—斜交レンズの屈折効果

いま，度数 D(dpt)の球面レンズが視線に対して α(°)傾いているとき，眼に対する屈折効果は以下のマーチンの式で計算できる．ただし，n は屈折率である．

○メリジオナル断面屈折力

$$Dt = \left\{1 + \frac{2n+1}{2n} \times \sin^2\alpha\right\}D$$

○サジタル断面屈折力

$$Ds = \left\{1 + \frac{1}{2n} \times \sin^2\alpha\right\}D$$

○平均屈折力

$$AP = (Dt + Ds)/2 = \left\{1 + \frac{n+1}{2n} \times \sin^2\alpha\right\}D$$

○平均屈折力誤差

$$\Delta AP = AP - D = \frac{n+1}{2n}\sin^2\alpha \times D$$

○非点収差

$$AS = Dt - Ds = \sin^2\alpha \times D$$

ただし，メリジオナル断面とは視線とレンズ光軸を含む断面で，サジタル断面とは視線を含みメリジオナル面に直交する断面である．

例えば，レンズ度数 D = −4.00 D，屈折率 n = 1.67 のレンズを，そり角(レンズ光軸の傾き)20°で装用するとき，その屈折効果を計算すると，次のようになる．

メリジオナル断面屈折力　Dt = −4.608(dpt)
サジタル断面屈折力　　　Ds = −4.140(dpt)
平均屈折力　　　　　　　AP = −4.374(dpt)
平均屈折力誤差　　　　ΔAP = −0.374(dpt)
非点収差　　　　　　　　AS = −0.468(dpt)

すなわち，水平視線で遠方を見る場合の屈折効果は，S −4.14 D C −0.47 D A 90°となり，レンズを傾けることによって等価球面度数が強めに変化するだけでなく，乱視度数も新たに発生するので，見え方に影響すると考えられる．一般に，メガネの前傾角やそり角を必要以上に変えて装用するのは避けるべきである．

4．ハイカーブレンズ

ハイカーブレンズとは，スポーツサングラスのように，顔を包み込むような深いカーブのレンズである．一般的なマイナス度数のレンズカーブは 1〜4 カーブであるのに対し，ハイカーブレンズは 5〜8 カーブで，レンズ前面の曲率半径はより小さくなっている(図6)．

ハイカーブレンズの問題点として，レンズ光軸が視線に対して耳側に傾きやすいため，そり角が発生し，アイポイントが合っていても，予期せぬ

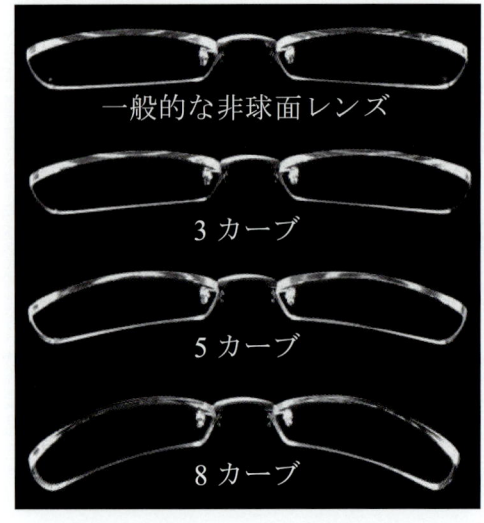

図 6. レンズカーブによる形状の違い

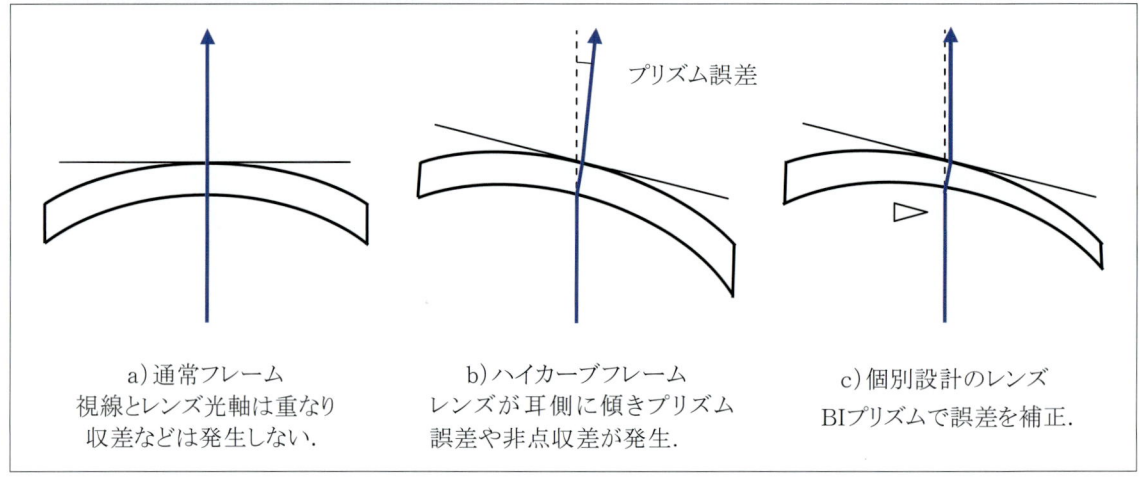

a) 通常フレーム
視線とレンズ光軸は重なり
収差などは発生しない.

b) ハイカーブフレーム
レンズが耳側に傾きプリズム
誤差や非点収差が発生.

c) 個別設計のレンズ
BIプリズムで誤差を補正.

図 7. そり角を考慮した個別設計のハイカーブレンズ(右眼)

度数誤差・非点収差(乱視度数)・プリズム効果が発生することである. 例えば, -4.00 D の球面レンズをハイカーブフレームに加工して, レンズ光軸が 20° 外方に向いたと仮定すると, 視線上では, 先のマーチンの式から S-4.14 D C-0.47 D A 90° の度数効果となり, 処方度数との誤差が拡大する.

そのためこのような場合, 実際には, メガネ装用に伴ってレンズ各部に発生する度数誤差・非点収差・プリズム効果を打ち消すような度数をあらかじめレンズに入れておく工夫がなされる(図7).

セイコーオプティカルプロダクツ(株)が提供するハイカーブ用の個別設計「ワイドテック」によると, 例えば, 処方値 S-4.00 D の人が前面 6 カーブ, そり角(レンズ光軸傾き角)20°のハイカーブフレームに, 屈折率 1.67 のレンズを前面基準で加工するとして個別設計した場合, そのレンズを通常のレンズメータで測定すると S-3.47 D C-0.45 D A 180° 0.18 ΔBI の値になるという. 等価球面度数は処方値より低くなり, 斜交によって発生する非点収差とプリズム効果を打ち消すための度数が加えられている. 従って, いったん枠入れされたメガネを通常のレンズメータで測定すると, レンズ度数が処方値と異なるようにみえるだけでなく, プリズム度数のために, 光学中心間距離と瞳孔間距離が一致しないようにみえる可能性がある. そのため, 単焦点レンズでもレンズ面に隠しマークをつけて, フィッティングポイントやプリズム測定点を明確にしている.

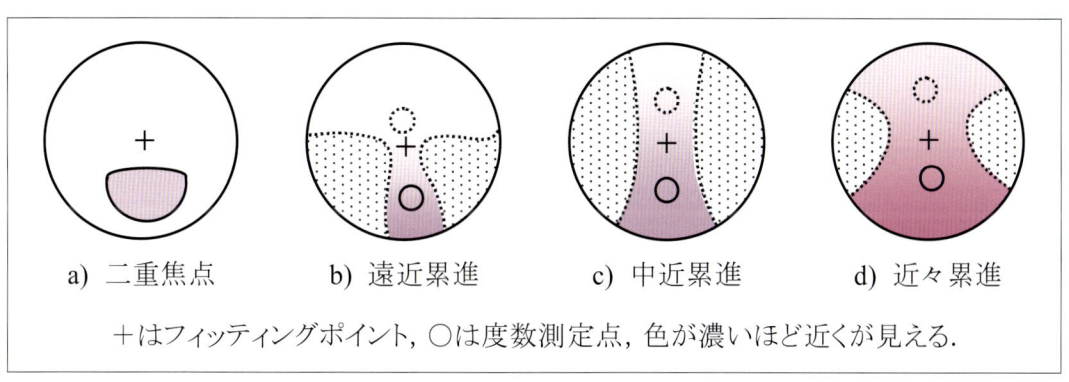

図 8. いろいろな多焦点レンズ

二重焦点から累進屈折力レンズへ

　一般の凹レンズや凸レンズは，レンズ全体が一つの度数しか持たない単焦点レンズである．これを使って，近視や遠視，老視などの補正を個別に行う．ところが，近視と老視に悩まされたアメリカの政治家で発明家のベンジャミン・フランクリンは，遠くと近くでいちいちメガネを交換しなくて済むように，1784 年，各レンズを半分ずつ切りつないで二重焦点レンズを作った．これがいわゆる「境目のある遠近両用」の始まりである．その後，屈折率の異なるガラスを溶着したガラスの二重焦点レンズや，近用部分のレンズカーブを局所的に変えた構造のプラスチックの二重焦点レンズなどが作られた．

　さらに，レンズ上半分では遠くが見え，中央から視線を下に落とすにつれて徐々に中間距離から近くのものにピントが合う「境目のない遠近両用」が開発された．いまや遠近両用といえば，この「累進（屈折力）レンズ」が主流で，遠近ばかりでなく中近や近々など，室内作業やデスクワークに適したレンズも次々と開発されている（図 8）．

　一方，遠近累進レンズのなかで，40 歳前後の人が近方視するときの目の疲れを軽減する目的で，＋0.75 D 前後の低い加入度数を持つ，いわゆる低加入度累進屈折力レンズも開発されている．低加入度なので非点収差による影響はほとんどなく，単焦点レンズの感覚で装用でき，調節アシストレンズ，サポートレンズなどと呼ばれている．

　累進屈折力レンズは当初，レンズの外面に累進面を配置した外面累進設計であったが，遠近の度数差による揺れ・ゆがみを軽減し視野を広げるために，レンズ内面に累進面を配置する内面累進設計が現れた．さらに近年になって，外面と内面の両方に累進面を振り分け，よりグレードの高い見え方を追求した両面複合設計が登場した．レンズ各社ともいくつかのグレードの製品を発売しており，グレードが高くなるほど，揺れ・ゆがみは少なく，視野も広くなるとしている．

個別設計の累進レンズ

　近年，処方度数や加入度数，近用距離，累進帯長だけでなく，フレームの前傾角，頂点間距離，そり角などの装用条件に合わせてレンズ設計を最適化し，一人一人の習慣や希望に合わせた専用設計を行うハイグレードなカスタムレンズが，特に累進屈折力レンズの分野で増加している．これは装用時の眼球から全方向に向けて細かく光線追跡を行い，網膜の位置において最適な点像として結像するようにレンズ面を設計する手法と，自由曲面の加工技術が格段に進歩したため可能となった．細かい設計思想はメーカー各社で異なっているが，度数別に視界の明視範囲を最大化するスマート設計や，左右の度数差を考慮した両眼バランス設計など，両眼で快適に明視できる範囲を最大化しようとする方向で競い合っている．

　個別設計のレンズを注文するには，きちんとフィッティングされたフレームを顔にかけ，前傾角や頂点間距離，そり角などを測定し，玉形の大きさやアイポイントの位置などのデータを添えてレンズをオーダーする必要がある．もちろん，近用距離や累進帯長，インセット量なども指定できる．

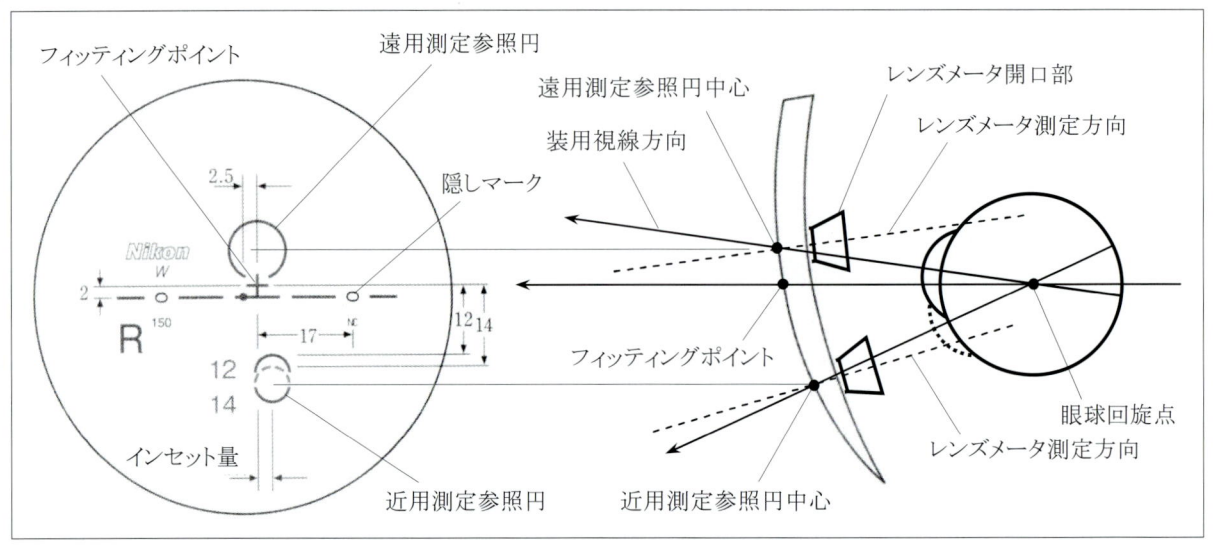

図 9. 累進屈折力レンズの視線通過位置と度数測定方向

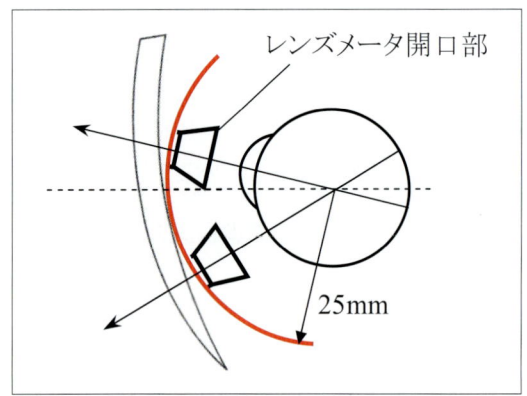

図 10. 眼に与える正確な度数効果の測定

1．累進レンズの度数測定

個別設計された加工前の累進屈折力レンズの一例を図9に示す．レンズ上のフィッティングポイントがちょうど水平視線に合うように枠入れされ，それを装用するとき，処方度数が正確に網膜上に反映できるように設計されている．

このようなレンズをレンズメータで度数測定する場合，通常は，遠近の測定参照円の後面にレンズメータの開口部を当てて測定するため，装用者の実際の視線方向とは一致せず，従って測定結果も網膜に作用する度数とはわずかに違った値となる．例えば，乱視処方のない球面度数のみのレンズであっても乱視度数が測定されたり，処方と異なる乱視度数や乱視軸が測定されることがある．

眼に与える度数効果を正確に測定するには，図10のように，目の回旋点を中心とする半径25 mmの球を仮定し，それに内接するようにレンズメータ開口部を向けて測定する必要がある．しかしながら，それを実現するにはレンズを空中で保持する複雑な機構が必要であるため，そのようなレンズメータは実際には普及していない．また，最近の自動式レンズメータでも正確には測定できない．

2．レンズ度数の二重表記―累進レンズの
　　チェック度数

個別設計のレンズは，網膜上の位置で最適な像が得られるように設計されるため，通常のレンズメータで度数測定した場合，本来の処方値と異なる度数が観測され，処方者と製造者(メーカーや眼鏡店)とのあいだでトラブルの原因となることがある．これは通常のレンズメータで測定する位置や方向，および測定点までの距離が実際の装用状態を反映できていないために起こる．最新の自動式レンズメータでも，光軸に沿った平行光線で測定するので，同様に正確には測定できない．

この問題に対応するために，メーカーが出来上がりレンズを出荷する際，処方値とともに，レンズメータで測定した場合のチェック度数(確認度数)をレンズ袋などに併記して出荷している．

二重表記の一例を図11に示す．2か所の赤丸のうち，上段は処方度数で，装用時に網膜位置でこの度数効果が得られるよう設計されていることを

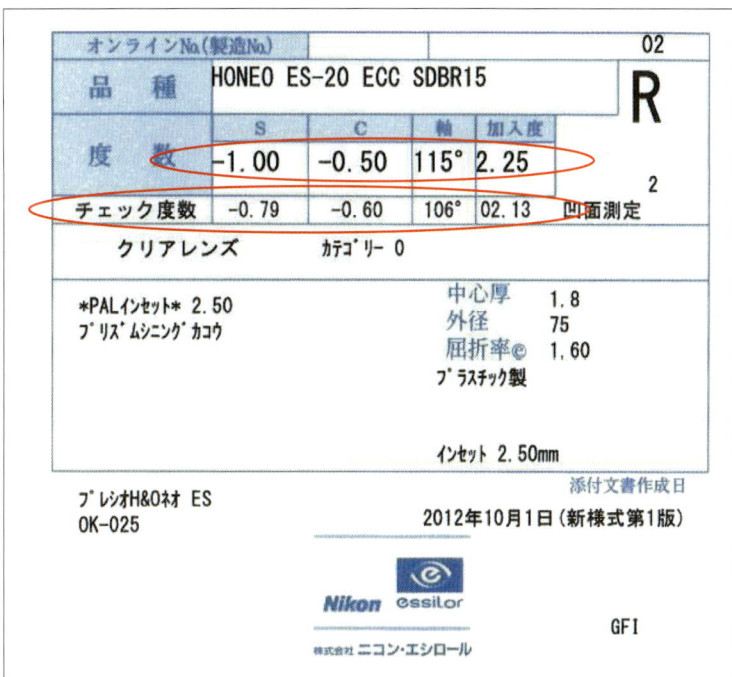

図 11.
二重表記のレンズ袋(累進レンズ)
上段:処方度数,下段:チェック度数

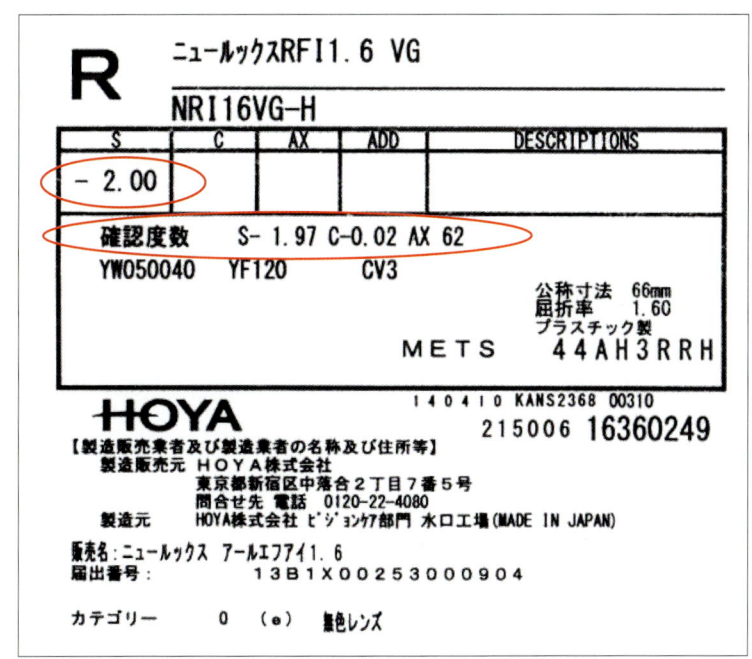

図 12.
二重表記のレンズ袋(単焦点)
上段:処方度数,下段:確認度数

示す.下段はこのレンズをレンズメータで測定した場合,表示されると予想されるチェック度数である.両者の球面度数,円柱度数,軸,加入度にはわずかな違いがあるので,眼鏡店ではこれをメガネ納品時に一緒に渡すなどして,トラブルが起こらないよう配慮することが望まれる.

図 12 は,単焦点の非球面レンズの一例である.これは,そり角や前傾角だけでなく,側方視で発生する左右非対称の収差も補正する個別設計のレンズである.やはり,処方値とレンズメータ測定値は異なるので,単焦点レンズではあるが二重表記になっている.このレンズには,フィッティングポイントの位置を明確に示すため,累進レンズのような隠しマークがレンズ面上に施されている.

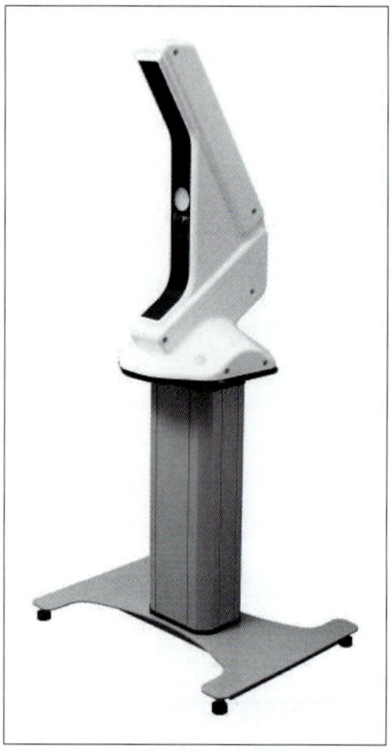

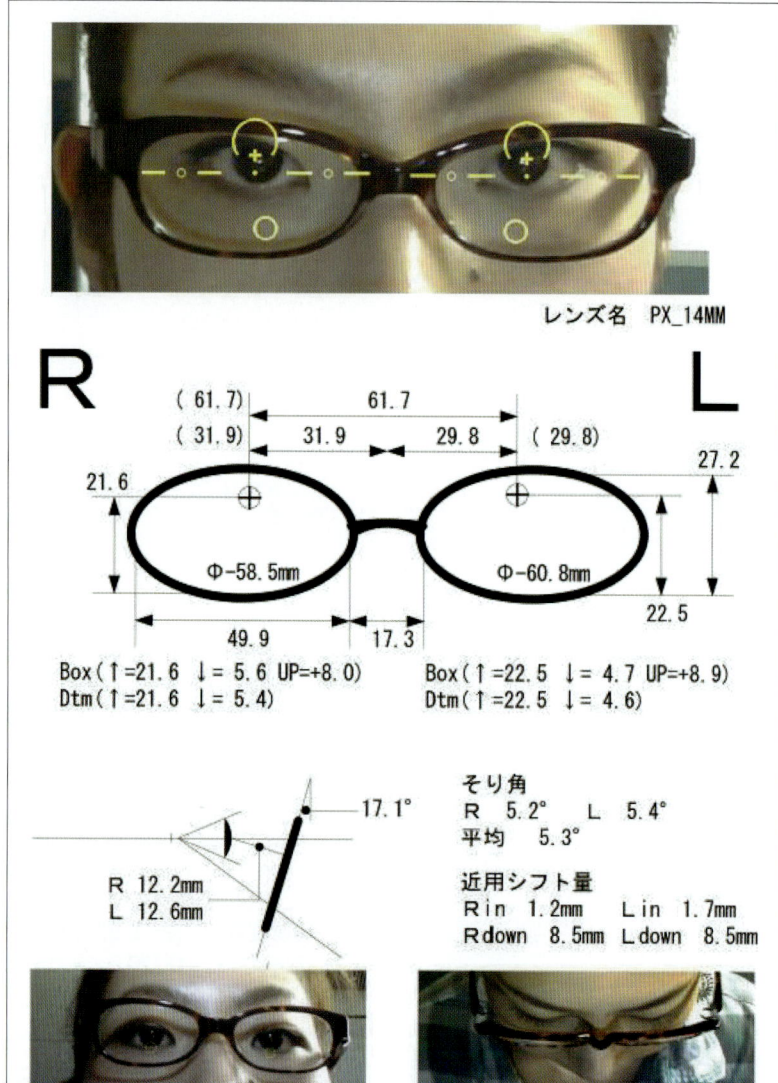

図 13. フィッティング計測機 EyeMec(アイメトリクス)

図 14. EyeMec の出力例

フィッティングの重要性

　個別設計のレンズは，きちんとフィッティングされたフレームを顔にかけたときの前傾角やそり角，頂点間距離などのデータを基に，すべての視線方向で最適化された網膜像が得られるように個別にレンズ設計が行われる．そのようなレンズは，同様にきちんとフィッティングされたフレームに枠入れし装用して，初めて所期の見え方が得られる．逆にフィッティングがおろそかになると，その効果を十分に享受することができない．装用者の顔に合わせてフレームをうまくフィッティングする技術や，細かく装用状態を測定する技術がますます求められるようになった．

　フィッティングのポイントは，前傾角，そり角が適切か，フロントが傾いていないか，角膜頂点間距離が適切で左右差がないか，などである．もちろん，テンプルの開きが適切で，鼻パッドやテンプルチップが適度な角度で調整されている結果，痛みやズリ落ちがなく，快適に装用できることが大切である．そのうえで，左右のアイポイントを正確にとり，近用アイポイント，累進帯長などを考慮してレンズのレイアウト設計を行う必要がある．

最新のフィッティング計測システム

個別設計のレンズは装用状態，フィッティング状態に大きく依存する．そこで，専用カメラやタブレット端末に付属するカメラを用いて，フィッティング状態を計測するシステムが現れた．その一例を図13に，測定データの出力例を図14に示す．このシステムは，内蔵する4台のカメラで遠方視線，近方視線，斜め上方からの撮影を行い，遠用・近用アイポイント，およびフレーム前傾角，そり角，角膜頂点間距離，玉形サイズなどを，左右別々に0.1 mm，0.1°単位で計測する．個別設計の眼鏡を製作するのに必要なデータの収集には有益なツールである．

まとめ

眼鏡レンズは，カメラや望遠鏡などと異なり，たった1枚のレンズで見たいものにピントを合わせ，広い視野を確保するとともに，周辺収差を最小限に抑え，さらに両眼の視線を正確に合わせて快適に装用できることが要求される．そのため眼鏡レンズはこれまでにさまざまな機能を付加して発展を遂げてきた．特に近年の累進屈折力レンズの発展は目覚ましく，メガネの装用状態だけでなく，装用者一人一人の癖や習慣まで考慮した設計で，各社独自の優れた製品を世に送り出している．

しかし，それらのレンズは，フレームのフィッティングを適切に行って初めて効果が発揮されるので，眼鏡技術者による測定技術やフィッティング技術がますます重要視されるようになった．さらに，レンズにはメーカーや製品ごとに独自の個性があるため，たとえ同じ度数であっても，他のレンズにかけ替えたとき，慣れにくい場合があるなどの問題点もある．現在のところ，各社のレンズ性能をすべて網羅する統一的な評価基準がまだ確立されていないため，新しいメガネを作る場合，これまで使用していたレンズの種類を参考に，違和感の少ないレンズを眼鏡技術者が自らの経験を基に判断しているのが現状である．各社のレンズ特性を網羅した評価基準が一日も早く確立されることが望まれる．

文　献

1) 白山晰也：眼鏡の社会史．ダイヤモンド社，1991．
2) リチャード・コーソン：メガネの文化史―ファッションとデザイン―．八坂書房，1999．
3) 小瀬輝次(監)：めがね工学．光学技術シリーズ10，共立出版，1988．
4) 日本規格協会：日本工業規格　屈折補正用眼鏡レンズの基本的要求事項．JIS T 7331-2006．
5) 日本規格協会：日本工業規格　屈折補正用単焦点眼鏡レンズ．JIS T 7313-2006．
6) 日本規格協会：日本工業規格　屈折補正用多焦点眼鏡レンズ．JIS T 7314-2006．
7) 日本規格協会：日本工業規格　屈折補正用累進屈折力眼鏡レンズ．JIS T 7315-2006．
8) 赤木五郎(編)：眼鏡医学．メディカル葵出版，1996．
9) 日本眼鏡学会：眼鏡学ハンドブック．眼鏡光学出版社，2012．
10) 山田幸五郎：眼鏡レンズと検眼機器．日本レンズ工業協同組合連合会．
11) 高橋文男：臨床に役立つ眼鏡レンズの知識．あたらしい眼科，**26**(6)：727-733，2009．
12) 高橋文男：眼鏡レンズの知識 II．眼鏡処方の基礎．眼鏡処方の実際．金原出版，2010．
13) 木谷　明：レンズ特性(非球面レンズ，累進屈折力レンズ)．あたらしい眼科，**28**(臨増)：62-64，2011．
14) 白柳守康：眼光学系の色収差/眼鏡レンズの度数測定．光技術コンタクト，**46**(12)：631-639，2008．
15) 所　敬：眼鏡による屈折矯正の基本．あたらしい眼科，**27**(6)：717-722，2010．
16) 神田幹雄ほか：一人ひとりに合わせた最新の累進屈折力レンズ．眼鏡学ジャーナル，**13**(2)：32-35，2010．
17) 祁　華：装用条件による累進屈折力レンズ見え方の変化．眼鏡学ジャーナル，**17**(2)：21-25，2014．

オクリスタ 特集案内

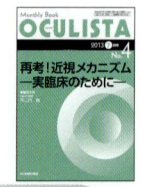

No. 4 「再考！近視メカニズム―実臨床のために―」

編集企画／不二門　尚（大阪大学教授）
ISBN:978-4-86519-004-5 C3047　B5判　90ページ　定価3,000円+税

目　次
1. 近視のメカニズム（総論）……鳥居秀成
2. 強度近視の疫学……安田美穂
3. 強度近視の分子遺伝学……中西秀雄ほか
4. 実験近視……世古裕子
5. 症候性の近視……石子智士
6. 強度近視による網膜障害……大野京子
7. 強度近視と緑内障……臼井審一
8. 眼鏡による近視進行防止……長谷部　聡
9. CL による近視進行防止……二宮さゆり
10. オルソケラトロジーによる近視進行防止……平岡孝浩

No. 5 「ぶどう膜炎 外来診療」

編集企画／竹内　大（防衛医科大学校教授）
ISBN:978-4-86519-005-2 C3047　B5判　90ページ　定価3,000円+税

目　次
1. ぶどう膜炎の眼臨床所見……北市伸義
2. ぶどう膜炎の眼科検査所見……慶野　博
3. ぶどう膜炎の全身検査所見……石原麻美
4. ぶどう膜炎の治療……岩橋千春ほか
5. 全身疾患とぶどう膜炎……澁谷悦子ほか
6. 前部ぶどう膜炎……毛塚剛司
7. 後部・汎ぶどう膜炎……園田康平ほか
8. 眼底炎症性疾患（white dot syndrome）……蕪城俊克
9. 小児ぶどう膜炎……南場研一ほか
10. 感染性ぶどう膜炎……高瀬　博
11. 高齢者にみられるぶどう膜炎……臼井嘉彦

No. 6 「網膜静脈閉塞症の診療マニュアル」

編集企画／佐藤　幸裕（自治医科大学糖尿病センター教授）
ISBN:978-4-86519-006-9 C3047　B5判　78ページ　定価3,000円+税

目　次
1. 疫学，統計，リスクファクター……中静裕之
2. 必要な検査……十川健司ほか
3. BRVO の発生機序と自然経過……八木文彦
4. BRVO の病期分類と所見……今泉寛子
5. BRVO の治療目的と治療の実際……野間英孝
6. CRVO の発生機序と自然経過……石龍鉄樹
7. CRVO の病期，病型分類と所見……大谷倫裕
8. CRVO の治療目的と治療の実際……﨑元　晋ほか
9. 網膜静脈閉塞症とサイトカイン……野田航介
10. BRVO，CRVO の多施設研究……張野正誉

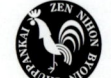
全日本病院出版会　〒113-0033　東京都文京区本郷3-16-4　Tel:03-5689-5989
おもとめはお近くの書店または弊社ホームページまで！　http://www.zenniti.com　Fax:03-5689-8030

◎特集／ポイント解説 眼鏡処方の実際

眼鏡処方に必要な検査のコツ

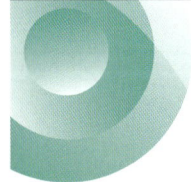

鈴木武敏*

Key Words: 眼鏡装用歴（history of wearing glasses），オーバーレチノスコピー（over retinoscopy），調節麻痺剤（cycloplegic drug），調節検査（accommodation test），スタッフ教育（staff education）

Abstract：眼鏡処方は豊富な経験と知識が不可欠な技術である．そして，技術の向上には，誤矯正症例に接するたびに，反省と確認をすることが必要である．日本で過矯正症例が多い最大の原因として，海外では屈折検査の基本であるレチノスコピーが，日本の診療現場ではほとんど使われていないことが挙げられる．そこで本稿では，過矯正を防ぐ眼鏡処方の実際のコツとして，日本の成書にはほとんど書かれていない，矯正眼鏡の上からのレチノスコピー（オーバーレチノスコピー）を，眼鏡処方の流れに沿ってどのように使うのかを中心に説明してみたい．

オーバーレチノスコピーをマスターして，積極的に使うことによって，小型携帯端末などの普及が調節麻痺剤の適応を拡大していることも再認識できるし，高価な検査機器がなくても，眼鏡矯正の精度が格段と高まることも実感できるはずである．

オーバーレチノスコピーが，日本の眼科医のみならず視能訓練士にとって，当たり前の検査になることを期待している．

はじめに

眼鏡処方は視力検査のための矯正検査とは全く意味が異なり，手間と技術と経験的思考がいる．それにもかかわらず，ほとんどの眼鏡処方は，通常の視力検査の延長として安易に行われているのではなかろうか．極論をいえば，視力検査の場合，近視過矯正であっても最高視力の確認という意味において問題がない．しかし，眼鏡処方は装用者が快適に装用できるか，個々の生活も考えてなされる必要がある．

眼鏡処方の場合，視力検査と異なり，視力表は必要不可欠なものではない．視力表の結果を気にし過ぎると，往々にして過矯正の眼鏡を処方してしまうことになる．

眼鏡矯正の手順やコツはさまざまな成書に記載

されているので，本稿では日本の成書にはほとんど記載されていない，眼鏡処方における過矯正を防ぐためのオーバーレチノスコピー（以下，オーバースキア）の使い方を中心に説明してみたい．

（注：本稿では過矯正という用語は，近視過矯正のみでなく遠視低矯正も含めて使用する．）

レチノスコピーのマスターこそが眼鏡処方の一歩

1．レチノスコピーの必要性

なによりも，眼鏡処方でマスターしておかなければいけない技術がレチノスコピー（スキアスコピー，検影法）である．しかし，日本では残念なことに，レチノスコピーを使いこなしている眼科医，視能訓練士は非常に少ない．

レチノスコピーは視力検査ができない患者に眼鏡処方をするために絶対必要な技術であり，「視力検査ができなければ，メガネ合わせはできない」

---

* Taketoshi SUZUKI, 〒023-0054 奥州市水沢区吉小路 16 鈴木眼科吉小路，院長

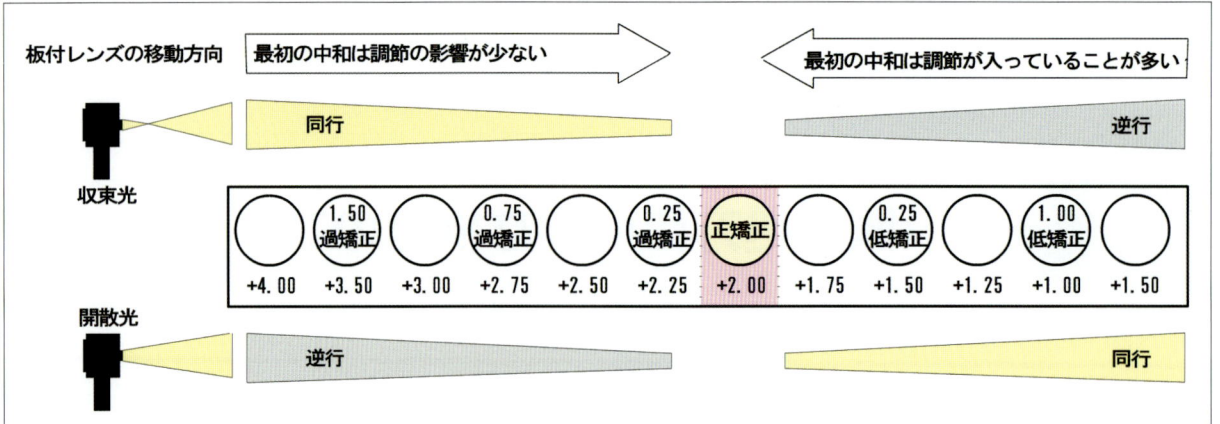

図1. オーバースキアの解釈

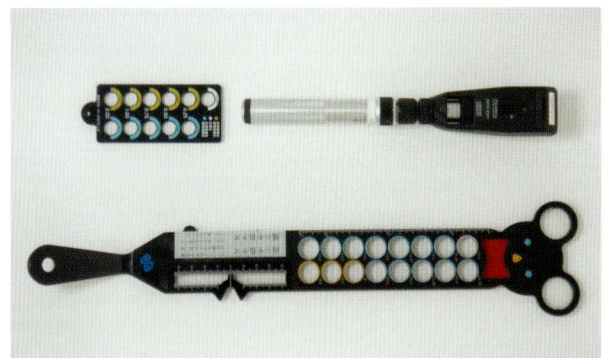

図2. レチノスコープとオーバースキア用板付レンズ

という誤った説明を避けるためにも,すべての眼科医,視能訓練士はこの技術を身につけておくべきである.

2. レチノスコピーの2つの使い方

レチノスコピーの使い方は大きく2つあるが,臨床的にはオーバースキアからマスターすることで,難しいという先入観をなくすことができる.しかし,練習もしないで,難しいとあきらめている人が多いのではなかろうか.

a）裸眼の屈折検査

屈折状態を調べるためのレチノスコピーは中和度数が不明で始まる.だから,測定結果に自信を持てないのである.測定結果が即時に分かる自動屈折計が普及し,日本ではレチノスコピーは通常の診療ではほとんど使われていない.といっても決して不要な検査ではない.自動屈折計での検査が不可能な乳幼児や認知症の症例への眼鏡処方はレチノスコピーに頼るしかない.

b）オーバースキア

もう1つが矯正レンズや装用眼鏡の上からのレチノスコピーである.50 cmで検査した場合,中和度数が+2Dかどうかで,その装用している眼鏡レンズが正矯正であるかを判断する.中和度数が2Dと決まっているので判定しやすい(図1).オーバースキア用に作製された板付レンズ(図2)を使用すれば,非常に分かりやすくなる.この方法をマスターできれば1つ目の方法もいつの間にか身についている.その場合,0Dの眼鏡を装用している眼球(裸眼)と解釈すればよい.

レチノスコピーをマスターするためには,眼鏡やコンタクトレンズを装用しているすべての人にオーバースキアを行うことが一番である.

3. 処方過程におけるオーバースキア

眼鏡処方の手順は図3に示すように,問診に始まり,完成眼鏡の確認で終わる.そして,そのほとんどすべてのステップで,オーバースキアを応用する場面がある.

a）現在装用眼鏡の度数が過矯正でないかの確認

日本では過矯正眼鏡やコンタクトレンズを装用している症例が多く,それらが過矯正であるかどうかの判定が不可欠である.そして,その判定で最も迅速な方法がオーバースキアである.

オーバースキアが使えない場合,装用レンズが過矯正かどうかの判定は,新たな矯正を終えるまで評価できない.矯正が終わったとしても,新たな矯正値が正しくなければ,正確な過矯正の程度判定は得られない.

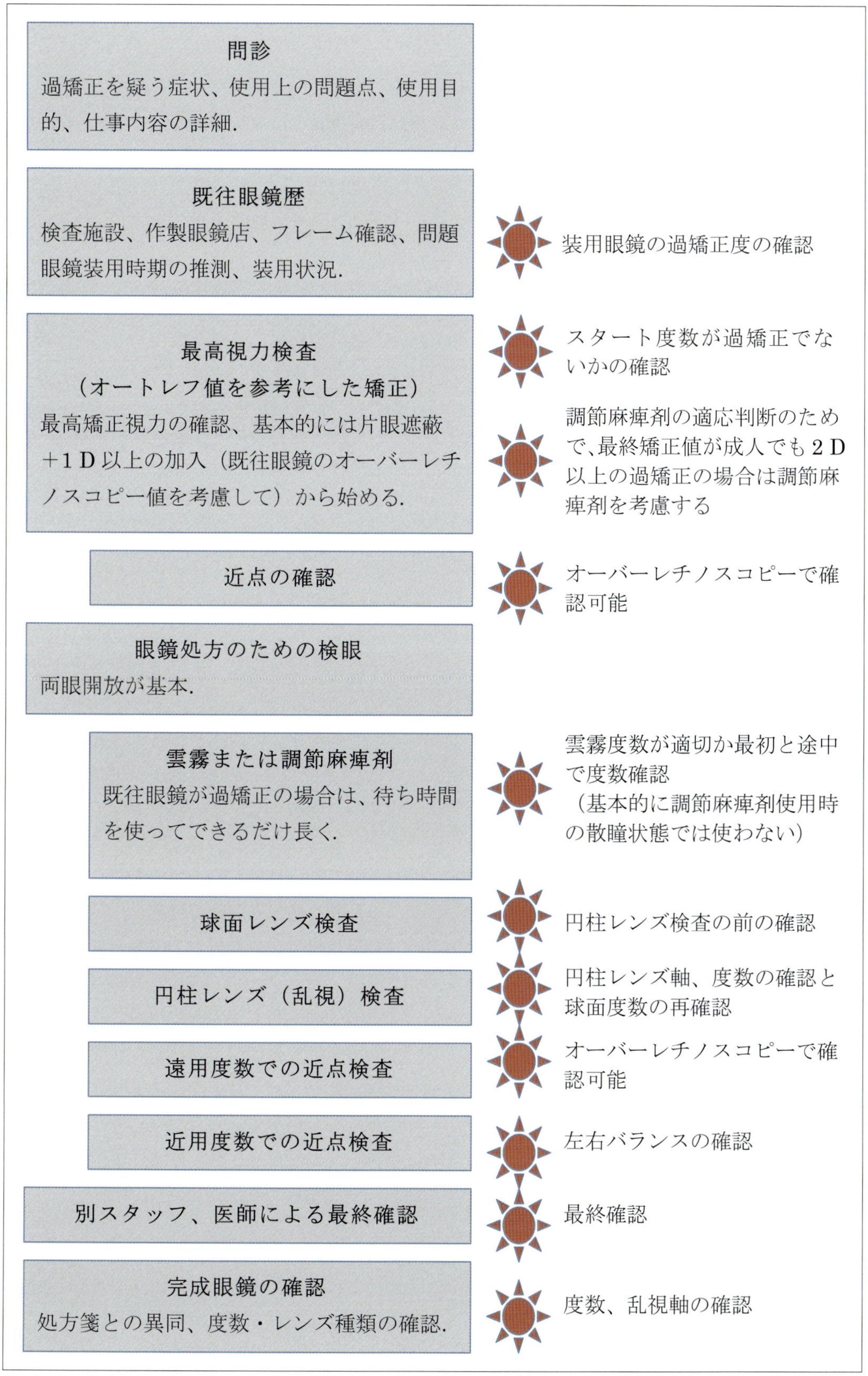

手順	オーバーレチノスコピーの出番
問診 過矯正を疑う症状、使用上の問題点、使用目的、仕事内容の詳細.	
既往眼鏡歴 検査施設、作製眼鏡店、フレーム確認、問題眼鏡装用時期の推測、装用状況.	装用眼鏡の過矯正度の確認
最高視力検査 （オートレフ値を参考にした矯正） 最高矯正視力の確認、基本的には片眼遮蔽＋1D以上の加入（既往眼鏡のオーバーレチノスコピー値を考慮して）から始める.	スタート度数が過矯正でないかの確認 調節麻痺剤の適応判断のためで、最終矯正値が成人でも2D以上の過矯正の場合は調節麻痺剤を考慮する
近点の確認	オーバーレチノスコピーで確認可能
眼鏡処方のための検眼 両眼開放が基本.	
雲霧または調節麻痺剤 既往眼鏡が過矯正の場合は、待ち時間を使ってできるだけ長く.	雲霧度数が適切か最初と途中で度数確認 （基本的に調節麻痺剤使用時の散瞳状態では使わない）
球面レンズ検査	円柱レンズ検査の前の確認
円柱レンズ（乱視）検査	円柱レンズ軸、度数の確認と球面度数の再確認
遠用度数での近点検査	オーバーレチノスコピーで確認可能
近用度数での近点検査	 左右バランスの確認
別スタッフ、医師による最終確認	最終確認
完成眼鏡の確認 処方箋との異同、度数・レンズ種類の確認.	度数、乱視軸の確認

図 3. 眼鏡処方の手順とオーバーレチノスコピーの出番

現在装用眼鏡が過矯正であることを気づかずに，視力表を頼りに検査すると，さらに過矯正の眼鏡を処方する可能性がある．

また，新たな眼鏡処方検査を始める前に，現在装用眼鏡の矯正状態をオーバースキアで評価することで，調節異常の状態を推測することができ，調節麻痺剤の適応か，雲霧だけでも大丈夫かなど，その後の検査での手順を前もって考えることができる．

この方法の利点は，レンズメーターによる眼鏡レンズの度数情報がない状態でも正矯正度数とのずれを確認できることである．慣れると10秒以内で両眼の判定が可能である．

b）雲霧レンズの度数が十分かどうかの決定

雲霧は自動屈折計の値を参考にして機械的に加入すればよいわけではない．自動屈折計による調節の加入は成人であっても4D以上に及ぶこともある．そこで，雲霧度数が適切かどうかは，雲霧度数のレンズを装着する際にオーバーレチノスコープを使うことがコツである．

現在装用眼鏡のオーバースキアでの過矯正度数を把握して雲霧をする場合，信じられないような過矯正眼鏡を装用していた症例では，過矯正度数以上の雲霧を行うと視力が不良過ぎて，逆に雲霧効果が低くなる．そのような場合には，雲霧度数を段階的に増やす必要があり，雲霧の途中でオーバースキアを行って，再調整する必要がある．

c）レンズ交換法の手順中のオーバースキア

レンズ交換法の基本は，予想される最終処方値よりも遠視寄りのレンズから開始するが，最初のテストレンズのセット時点でオーバースキアを行うことで，ほんとうに遠視寄りかを確認することができる．最終度数に近づいたときにも，視力よりオーバースキアの結果を重視する．

d）乱視の確認としてのオーバースキア

乱視の確認には，乱視表，クロスシリンダーを使った方法があるが，最小錯乱円と網膜面の関係を間違えていると，乱視度数，乱視軸とも誤った結果になりがちである．しかし，オーバースキアは乱視度数および軸の確認に非常に有効であり，円柱レンズを装用する前に判断できることが多い．

オーバースキアとは異なるが，裂孔版が乱視軸の確認方法として非常に分かりやすいことを追加しておく．球面の矯正後に裂孔版を前置し，ゆっくりと回転しはっきり見えるところが主経線である．筆者は乱視軸の確認には，オーバースキアと裂孔版を主に併用している．

e）検査員の提出検眼度数の最終確認

当院では検査員（視能訓練士）が検査した後に，患者にテストレンズを装着してもらい，筆者がオーバースキアで最終確認している．確認事項は球面レンズの度数，円柱レンズの度数と乱視軸である．検査員も当然のことながらオーバースキアで確認しているが，5%程度の過矯正が確認され，再雲霧をして再検査，または調節麻痺剤の適応になったり，ミドリンMなどの調節麻痺剤を処方して1週間後の再検査となることもある．二色テスト（赤緑テスト）が眼鏡矯正の精度の高い最終確認方法と記載している成書が少なくないが，予想以上に容易に調節の影響を受ける．オーバースキアを使っていれば鵜呑みにできないはずである．

f）左右各加入度数の確認

最近は累進屈折力レンズの処方も増えている．その際，左右の加入度数のバランスも必要である．基本的には左右の加入度数は同じであるが，片眼の白内障手術後などでは同じとは限らない．近用度数のテストレンズをテストフレームに装着し，新聞などの視標を片眼ずつ近づけ読みたい距離が左右同じになるように，加入度数のバランスをとることが必要である．

オーバースキアでもバランスの確認が可能である．レチノスコープの頭に視標を取り付けて，近用度数が使用したい距離で中和するかを確認する方法である．

g）乳幼児の眼鏡処方

大型の板付レンズやテストフレームを乳幼児は怖がることもある．そのときは，通常のテストレ

ンズを指先で持ち，オーバースキアを行うとよい．自動屈折計値などの屈折の情報が全くない場合は，とりあえず＋4Dのテストレンズ越しにオーバースキアを行い，網膜反射の動きでレンズ度数を変えて処方度数を決定する．

オーバースキアが使える施設であれば，視力表で検査不能な症例でも，眼鏡処方は可能であることを小児科医にも啓発することが必要である．

4．オーバースキアと網膜反射の組み合わせ

レチノスコピーで屈折度を確認しやすく（中和が分かりやすく）するためには，網膜反射の動きが同行から始まるように，板付レンズとレチノスコープの光束の開散あるいは収束を組み合わせることが勧められる．ほとんどの日本の成書は開散光線を基本に記載されているために，それが正しいと思いがちだが，アメリカ眼科学会のDVD教材にも同行で確認するように光束を変えることが述べられている．

特に，オーバースキアでは，調節の影響を少なくするために板付レンズの＋2Dよりも強い凸レンズ側から，中和する度数を確認することが望ましく，そのためには収束光線の使用が勧められる．中和するレンズは調節の影響を受けるので，プラスレンズ側からであれば，最初の中和度数が調節の入らない度数ということになる．板付レンズのマイナス側から中和を求めるなら開散光線を選ぶことになるが，最初の中和度数は調節が入っている可能性が高くなる．最もプラス寄りの度数を選ぶという眼鏡矯正の基本にも則っている．この方法は，年間5000人以上の眼鏡，コンタクトレンズ処方を20年以上継続してきた経験からの結論である．

それ以外のコツ

1．屈折検査開始の前に

問診の問いかけの仕方と病歴をきちんととることが正しい眼鏡処方につながる一歩である．

a）問診のコツ

特に眼鏡やコンタクトレンズ装用者の場合の問診は重要である．いかに，過矯正のための症状を聞き出せるかである．多くの患者は自分が装用している眼鏡は，特に眼科で処方されている場合，正しいものと評価している．肩こりや頭痛が合わない眼鏡による症状であると考えている人も稀である．

疲れ目，肩こり，頭痛はひとまとめに必ず確認することが必要である．その際には，近くの作業，本を読んでいて，パソコン作業で，という聞き方をするのがコツである．

遠近眼鏡を処方する可能性のある年代の場合には，どのような状況で困っているかを聞き出すことが，眼鏡レンズの選択のときに不可欠である．

さらに，最近は小型携帯端末の長時間使用による調節異常が増えているので，使用状況の確認も不可欠になっている．

b）眼鏡，コンタクトレンズ装用歴

意外と重要なことで忘れがちなのはこれまでの眼鏡検査，作製歴である．眼鏡の初装用が何歳で，その後，いくつ作り，そのそれぞれに対し眼科あるいは眼鏡店の検査か，調節麻痺剤を使用したか確認することが，装用眼鏡の過矯正がいつごろからかを推測するために必要である．コンタクトレンズ装用者の場合にはその履歴も重要である．コンタクトレンズの過矯正は眼鏡よりも頻繁にみられる．眼鏡とコンタクトレンズを併用している場合には，両者の度数確認が必要である．

2．屈折検査での注意点

a）自動屈折計の信頼性

自動屈折計は進歩し，精度が非常によくなったことはいうまでもない．しかし，その精度は光学的精度であって，調節の影響が入らなくなった，というわけではない．

長期にわたって過矯正眼鏡やコンタクトレンズを装用していた場合，調節麻痺剤を使用しても調節がとり切れないことも少なくない．調節麻痺剤を使用したから自動屈折計の測定結果に調節が入らなくなるということではない．この判定にはオーバースキアが不可欠で，視力を頼りにしては

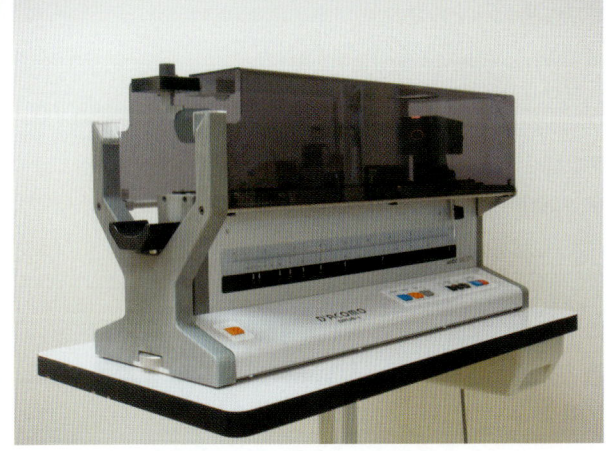

図 4. ダコモ（定屈折近点計）

いけない.

b）両眼開放検査が基本

レンズ交換法でいまだに，片眼を遮蔽版で隠し片眼ずつの検眼をしている施設があるとしたら，片眼遮蔽は調節が入りやすい方法であり，過矯正眼鏡を処方している可能性が高い.

視力検査の場合はよいが，眼鏡矯正では両眼開放での屈折検査が基本である.

c）過矯正評価のための近点検査

調節検査は眼鏡処方のミスを減らすために役立つ検査である．近点は年齢による個人差が少なく，矯正が正しければ，近点は必ず年齢相応の測定結果を示すはずである．近点が遠過ぎる場合は過矯正の可能性が高いことになる.

現在開業医が手に入れることができる近点計のお勧めは，ダコモ（株式会社ワック）である（図4）．視標の速度が定屈折性で，視標が近づくとともに移動速度が遅くなることから，精度が非常に高い．また，レンズ負荷によって遠点も測定できる.

オーバーレチノスコピーとの併用によって過矯正を減らすことができる.

3．処方時のコツ

a）現在装用眼鏡が過矯正の場合の仮コンタクトレンズ処方

新たな矯正値がオーバースキアで過矯正と判断したときには，ミドリンMや希釈サイプレジンを1週間以上点眼してもらうことになるが，その間，それまで装用していた過矯正の眼鏡を装用し続けると調節はとれない．

そのような場合，視力に不自由がない程度の度数の1日使い捨てのソフトコンタクトレンズを装用してもらい，調節がとれてから再矯正し直すことも一つの方法である.

b）瞳孔間距離の測定

左右の瞳孔間距離を正しく測定することは意外と難しい．市販の瞳孔間距離計は意外に真っ直ぐにあてがうことが難しく，予想以上に精度が低く，4mm以上の誤差が出ることもある．検眼鏡と直像鏡の光の角膜反射で測定する方法が，慣れると精度が高く，複数の検査員が測定しても一致しやすい．

最近，アイポイントもとらないで眼鏡作製をする技術の低い眼鏡店が増えているので，左右別々の値を処方箋には記入することを勧める．本来は，眼鏡フレームの前調整とアイポイントの確認をきちんとしてくれる技術のある眼鏡店を推薦すべきであるが，日本では独占禁止法のために問題になる．技術の問題であるからこの部分は改革してほしい.

c）累進屈折力レンズの知識

累進屈折力レンズは遠近両用レンズという単純なくくりはできないくらい種類も増えており，その使用目的も異なっている．そのため，眼鏡処方には単に，遠用度数と近用加入度数を記入すればよいわけではない．遠近両用の眼鏡処方には，累進屈折力レンズの知識が不可欠である．専用のテストフレームとできるだけ多くの種類の累進屈折力テストレンズを，少なくとも遠近，中近，近々テストレンズは備えておくべきである．そして，使用する目的に応じて可能な限り装用する状態でのシミュレーションをして，処方レンズを決めることが必要である．レンズを指定しない場合でも，どのレンズで練習したかを処方箋に記入することは最低限必要である.

正しい眼鏡処方—検眼スタッフ教育のコツ—

最後に，正しい眼鏡処方を行うための，もう一つの不可欠なコツを挙げると，それは視能訓練士

教育である．当院での経験から率直に評価すれば，視能訓練士の卒業後の眼鏡処方技術は知識も含め，満足できるレベルではない．眼鏡処方技術に長けた視能訓練士を育てられれば，眼科医は最後のチェックのみで済ませることができ，通常の疾患診療の妨げになることはなくなる．眼科医による最後のチェックとは視能訓練士が最終処方値として決定したテストレンズ上からのオーバースキアで，板付レンズの＋2Dで中和するかを確認するだけである．この技術を身につけた眼科医の下で育てられた視能訓練士であれば，1年後にはほとんど正しい矯正をしてくれるようになっている．オーバースキアをマスターする方法は，ただただ数をこなすことにつきる．日本の眼科医，視能訓練士にとってレチノスコピーが当たり前の検査になれば，過矯正は劇的に減るはずである．

"知りたい"めまい
"知っておきたい"めまい薬物治療

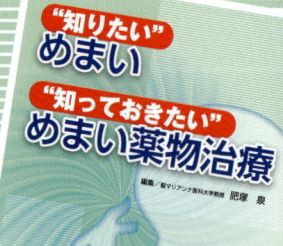

おかげさまで大好評!!

編集／聖マリアンナ医科大学教授 肥塚 泉

B5判 166頁 4,500円＋税
2012年10月発行

めまい領域を専門としない耳鼻咽喉科医をはじめ、診療科を超えた幅広い分野の先生方にも理解しやすい、境界領域としてのめまい疾患の診断と治療について解説!!

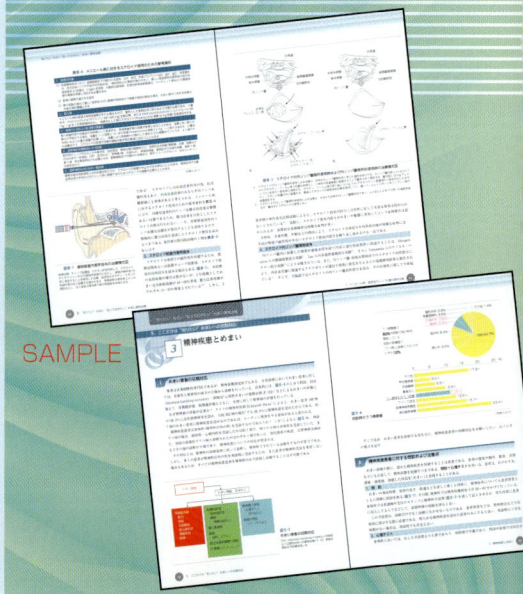

SAMPLE

目次

Ⅰ ここだけは"知りたい"めまい
1. 救急外来でめまい……寺澤秀一
2. 突然起こる"めまい"―"耳からくるめまい"か"脳からくるめまい"か？―……伊藤彰紀, 柴﨑 修
3. 見逃してはならない"脳からくるめまい"の特徴……城倉 健
4. 手術治療が必要なめまい……清水重敬, 鈴木 衞
5. めまい診断の検査方法……山本昌彦, 吉田友英

Ⅱ ここだけは"知りたい"めまいへの初期対応
1. 子どものめまい―起立性調節障害を中心に―……田中英高
2. 高齢者のめまい……工田昌也
3. 精神疾患とめまい……清水謙祐
4. 産婦人科疾患のめまい……日高隆雄

Ⅲ ここだけは"知っておきたい"めまい薬物治療
1. 急性期めまいの薬物治療……肥塚 泉
2. メニエール病・遅発性内リンパ腫の薬物治療……北原 糺, 武田憲昭
3. 前庭神経炎の薬物治療……清川佑介, 喜多村 健
4. 良性発作性頭位めまい症の薬物治療……中村 正
5. 突発性難聴の薬物治療……小川 郁
6. 心循環系疾患の薬物治療……長田尚彦, 木村健二郎
7. 心因性めまいの薬物治療……五島史行
8. 頭痛めまいの薬物治療……室伏利久
9. 高齢者に多い慢性めまい感の病態と薬物治療……成冨博章
10. めまい診療における漢方治療……渡辺行雄
11. 投薬の禁忌・併用注意・副作用……梅田悦生

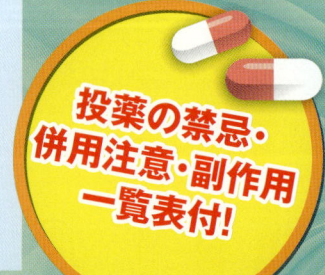

投薬の禁忌・併用注意・副作用一覧表付!

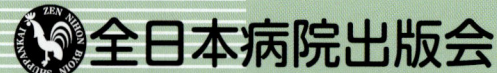

全日本病院出版会

〒113-0033 東京都文京区本郷 3-16-4
Tel:03-5689-5989　Fax:03-5689-8030

おもとめはお近くの書店または弊社ホームページ(http://www.zenniti.com)まで！

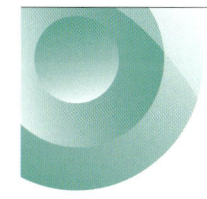

◎特集/ポイント解説 眼鏡処方の実際

乳幼児の眼鏡処方

八子恵子*

Key Words: 調節麻痺下他覚的屈折検査(objective refraction under cycloplegics), 屈折異常弱視(refractive amblyopia), 不同視弱視(anisometropic amblyopia), 乳児内斜視(infantile esotropia), 調節性内斜視(accommodative esotropia)

Abstract: 乳幼児の眼鏡のほとんどは,視力の発達を促し,内斜視を改善するなど,治療目的のものである.対象の多くは,遠視や遠視性乱視,混合乱視であり,完全屈折矯正が必要な例も少なくない.そのためには,調節麻痺薬使用による他覚的屈折検査が不可欠であり,眼鏡は常用を原則とする.乳幼児が眼鏡を常用するためには,家族が乳幼児の眼屈折と視力の発達や斜視の関係を知り,眼鏡がそれらの治療に必要であること,常用や経過観察の重要性などを理解していることが大切である.また,乳幼児では,眼鏡の適切な装用のためにフレームの選択も重要である.
　眼鏡をかけたがらない,すぐにフレームが曲がったり,鼻眼鏡になってしまったりなど,乳幼児の眼鏡には問題が多い.褒めてかけさせたり,眼鏡店に修理を依頼するなど,細かな対応が必要である.

なぜ,乳幼児に眼鏡が必要か?

　乳幼児(6歳以下の児)のほとんどは屈折異常を持っているが,通常は軽度であり,問題となることは少ない.しかしなかには,屈折異常が問題を引き起こし,眼鏡による屈折矯正を必要とする例がある.しかしこれは,単なる屈折矯正ではなく治療目的の眼鏡である.

1. 乳幼児の眼屈折

　新生児の眼屈折は,多くが遠視や遠視性乱視であり,その平均値は調節麻痺下の等価球面値でおよそ4D程度である.その遠視は,児の成長に伴う眼軸長の延長により減少し,就学時ごろにはごく軽度の遠視または正視となる(正視化)が,問題を引き起こす遠視や遠視性乱視は減少しない傾向にある.

2. 乳幼児と屈折異常

a) 視力の発達と屈折異常

　新生児の視力は,およそ0.02程度であるが,黄斑部にピントの合った視覚刺激を得ることで発達し,3～4歳でほぼ成人の視力値(矯正で1.0以上)に達する.しかし,この時期にある程度以上の屈折異常(主に高度の遠視や遠視性乱視)や不同視(主に遠視性不同視)があると,両眼あるいは片眼の黄斑部に鮮明な結像が得られず,視力の発達が遅れ,それぞれ屈折異常弱視や不同視弱視となる.

b) 内斜視と屈折異常

　乳幼児の内斜視の背景には,遠視や調節要素が関与するものがあり,眼鏡による遠視の矯正が治療の第一選択となることが多い.この場合は,必ず完全屈折矯正(後述)とする.

(i) 乳児内斜視と眼鏡

　斜視角に変動のない乳児内斜視では,生後6か月以内の超早期手術で両眼視機能の獲得が期待できるとされている.一方で,膜プリズムによる眼

---

* Keiko YAGO, 〒960-0686　伊達市保原町竹内58　北福島医療センター眼科

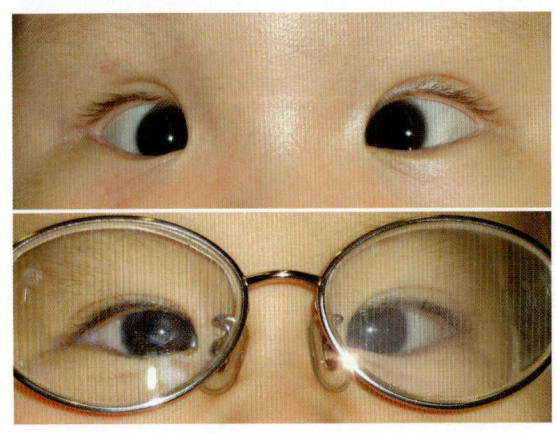

図 1. 乳児内斜視に対する膜プリズム治療

位矯正も,感覚的に正位を保てる点では手術に劣らない結果をもたらす[1]ため,乳児内斜視の治療として眼鏡の選択肢もある.この場合,遠視の完全屈折矯正レンズに膜プリズムを併用するのが原則である(図1).

片眼の乳児内斜視では,斜視弱視の予防と治療の目的で,まず固視眼遮蔽を行う.この際も眼鏡による屈折矯正は不可欠である.

(ⅱ) 調節性内斜視と眼鏡

斜視角に変動がみられる内斜視には,遠視の存在と調節要素の関与がうかがわれ,調節麻痺下の他覚的屈折検査による正確な遠視の検出が不可欠である.その結果,ある程度(筆者は 1.50 D 以上と考えている)以上の遠視があったなら,まず,眼鏡装用を開始する.常用が可能で眼位が改善すれば,純調節性内斜視として眼鏡装用を継続するが,斜視角は減少するものの内斜視が残っているものは部分調節性内斜視とし,残余内斜視に対しプリズムレンズや膜プリズムの追加矯正を行う.また,内斜視角が遠方より近方で 10Δ 以上大きい非屈折性調節性内斜視では,二重焦点眼鏡の適応であるが,乳幼児ではまだ下方のレンズをうまく使えず,処方は学童期まで待つことが多い.

c) 白内障術後の屈折異常

乳幼児の白内障に対しては,水晶体切除術または水晶体吸引術+眼内レンズ挿入術が行われるが,術後,前者では高度遠視となり,後者でも軽度ではあっても必ず屈折異常が残る.従って乳幼児の白内障術後には,視力の発達の点から必ず屈折矯正が必要であるが,調節機能が欠如しており,近見視力を重視した度の選択が必要となる[2].

d) 乳幼児の近視性屈折異常

乳幼児にも稀ではあるが,近視や近視性乱視の例がある.軽度であれば視力の発達に影響することはなく,眼鏡装用の必要はないが,強度近視では視力の発達以外にも,行動や遠方が見える感覚を得にくいこともあり,眼鏡を処方することがある.装用を試しながら,やや低矯正から始めることが多い.乳幼児の強度近視は,成長とともに度が減少することもあり,注意が必要である.

3. 屈折異常を持つ乳幼児のすべてで眼鏡が必要なわけではない

屈折異常があって裸眼視力が不良でも,矯正視力が上昇傾向にあるか正常値に達していれば,乳幼児では必ずしも眼鏡装用は必要ではなく,本人の不便さや就学時の裸眼視力によりその要否を判断する.

乳幼児の眼鏡処方のために行う屈折検査

乳幼児では自覚的屈折検査が不可能かできても信頼度が低く,調節の介入という大きな問題もある.従って治療目的の眼鏡処方にあたっては,無水晶体眼を除き,一度は調節麻痺下の他覚的屈折検査を行う必要がある.

1. 調節麻痺薬の種類と特徴

乳幼児に用いられる調節麻痺薬としては,1%アトロピン点眼薬と1%シクロペントラート点眼薬がある.それぞれの特徴,作用時間などは表1に示すが,いずれにも副作用があり慎重な投与が必要である.特にアトロピン点眼薬は,家庭での7日間の点眼を必要とする[3]ため,点眼回数(1日2回),量(1回1滴,入らなかったようでも付け足さない),日数(7日間),点眼後の児の様子の観察など注意点を家族に説明したうえで,必ず説明書も渡す.また,アトロピン点眼薬処方に際しては,児の全身疾患の有無(喘息などのアレルギー疾患や心疾患など)を確認し,必要なら担当小児科医にその使用について相談すべきである.

表 1. 調節麻痺薬の使用法と副作用

調節麻痺薬	点眼回数	検査までの時間	作用持続時間	副作用
1%アトロピン	1日2回, 各1滴	7日	最低2~3週間	顔面紅潮, 発熱, 動悸, 口渇, 幻覚, 興奮, 便秘, 結膜充血
1%シクロペントラート	5分おき2回, 各1滴	60~90分	2日間	顔面紅潮, 頻脈, 一過の幻覚, 運動失調, 口渇, 結膜充血

アトロピン点眼薬の濃度については, 安全性の点から6歳以下では0.25または0.5%を使用すべきとの意見もある. しかしこれには明らかな根拠はなく, 我々の経験では健康な乳幼児に対して上記の注意を厳守して使用すれば, 年齢を問わず1%の点眼液で問題がない[4]. 一方で, 低濃度のアトロピン点眼薬には, 市販されておらず調達が困難であること, 調節麻痺作用が十分とはいえず, それを基にした眼鏡度の決定は治療効果にも影響する(純調節内斜視が部分調節内斜視と判断される)ことなど問題点がある. 1%アトロピン点眼薬の使用に不安がある場合には, 1%アトロピン眼軟膏で代用できる.

1%シクロペントラート点眼薬は, 5分おきに2回点眼した後, 60分後に調節麻痺作用が最大になるため, このタイミングを逃さない注意が必要である.

2. 調節麻痺薬はいずれをどう使うか
a) 1%アトロピン点眼薬

内斜視や不同視弱視が疑われる例では, 禁忌の症例を除いて, 必ず初回の眼鏡処方の前にアトロピン点眼下の屈折検査を行う. また, 眼鏡を常用しているものの, 内斜視の改善や視力の向上が不十分な場合には, 再度アトロピンを使用して屈折検査を行う. この際, 初回より強い遠視が検出され眼鏡の度を上げる必要がある例が稀ではない. このことは, アトロピン点眼薬といえども, 調節麻痺作用が完全ではないことを示している.

b) 1%シクロペントラート点眼液

眼位に問題がない乳幼児では, 初回の屈折検査も多くはシクロペントラートで問題がない. また眼鏡を常用し, その経過が良好な例で眼鏡更新時に行う屈折検査も, シクロペントラート点眼液で行えばよい.

3. 乳幼児に用いる屈折検査機器

乳幼児の屈折検査としては, レチノスコピーが基本であるが, 調節麻痺薬を用いた検査では, オートレフラクトメーターによる検査でも十分である. 特に低年齢児では, ハンディータイプのオートレフラクトメーターも有用である.

眼鏡度数の決定

調節麻痺下の他覚的屈折検査を行った後の眼鏡度数の決定には, 完全屈折矯正とやや遠視度を下げた矯正の2つがある. いずれにしても, 度の決定はその後の治療効果に大きく影響するため, 極めて重要である.

1. 完全屈折矯正

完全屈折矯正とは, 1%アトロピン点眼下で求めた屈折値をそのまま眼鏡度とすることである. 生理的トーヌスを考慮して, ある程度差し引いて処方するとの考え方もあるが, 生理的トーヌスの量は各児で異なり一定でなく, アトロピン点眼でも完全な調節麻痺が起きているとは限らない[5]など, 乳幼児では差し引く理由が見当たらない(学童以上では, 完全屈折矯正眼鏡の装用が難しい症例も多く, 乳幼児とは別な配慮が必要である).

完全屈折矯正の適応の第一は内斜視であり, 乳児内斜視, 調節性内斜視を問わない. また, 不同視弱視や屈折異常弱視の可能性が考えられる例でも, 乳幼児では多くは完全屈折矯正で問題はない.

完全屈折矯正眼鏡を処方した際には, アトロピン点眼薬の効果がまだ残っている間に装用が開始できると見にくさがなく導入しやすいため, できるだけ早く購入することを勧める. アトロピンの効果がなくなってから装用を開始することになる場合には, かけ初めには遠方が見にくいこと(調節により遠視が減少した状態になっている)が考えられる. そのときには, 遠方に注目させず, 近

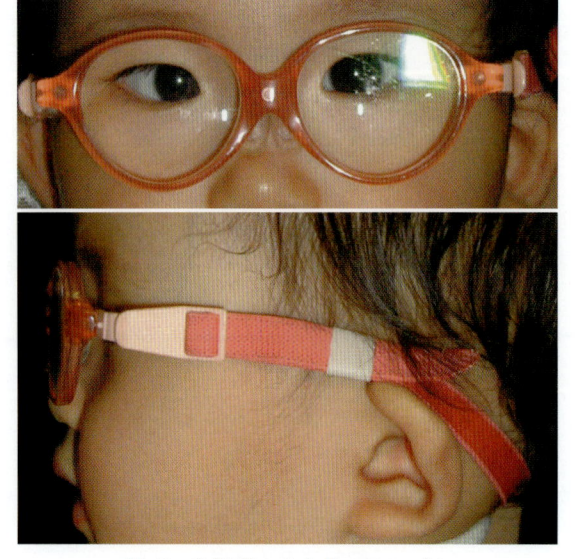

図 2. 乳児用のひも状のテンプル

方を見せて慣れさせるようにすると，抵抗感なく装用できていくことが多い．家庭では，見えるかどうかを問うより，かけることを褒めることが大切である．

2．遠視度を下げての矯正

眼位が正位である不同視弱視や屈折異常弱視では，必ずしも完全屈折矯正の必要はない．しかし，どの程度に度を弱めるかは一定の基準はなく，眼科医の判断による．この場合重要なことは，調節麻痺下の屈折値より差し引く量を両眼とも同じにすることである．これは，両眼の調節が等量であることによる．例えば，不同視弱視の健眼の裸眼視力が良好であるからといって，健側の度だけを弱く処方すると，弱視眼の視力向上につながらない．

眼鏡処方に際しての注意点

1．家族に対しての説明

a）眼屈折と眼鏡の必要性を理解してもらう

乳幼児が眼鏡を常用し，視力の向上や眼位の改善を得るためには，家族の理解と協力が不可欠である[6]．一般の人には遠視は良い目，近視や乱視は悪い目と思われているなど，屈折異常についての知識がないことがほとんどである．眼球模型などを用いて眼屈折とその異常，特に遠視と調節の関係を説明する．また，ピントの合ったものを見ることで視力は発達する一方，そのための努力が内斜視を起こす可能性があるなど，お子さんの状態に応じた説明をして理解していただく．また，別稿の保険適用について説明することも眼鏡への抵抗を少なくする効果がある．

b）眼鏡枠の選び方[7]

乳幼児の顔には，瞳孔間距離が狭い割に顔の幅が広く，鼻根部が低く平らで，耳も低い位置にあるといった特徴があり，そのため眼鏡のデザインとしては，智部が広い，鼻パッドを高めにできる，テンプルが二段曲げになりしっかりと固定できるなどのものが求められる．特に乳児では，寝ていることも多く，テンプル～モダン部分がひも状のものもある（図2）．扱いが乱暴な乳幼児のためには，丈夫で安全性の高いセルフレームが勧められるなど，単に家族の好みでフレームを選択することのないよう説明する．

どこの眼鏡店がよいかとの質問を受けることも少なくないが，これに答えるためには，乳幼児の眼鏡に対して良心的対応をしている眼鏡店を把握しておく必要がある．

c）眼鏡のかけ方についての注意

内斜視や弱視の治療目的の眼鏡は原則，常用である．家族のなかには，近視の眼鏡と同じように見にくいときだけかければよいと考えている人もおり，始めに「寝るときとお風呂に入るとき以外はいつもかけさせて」ときちんと話しておくべきである．眼鏡が出来上がってきたら，かけさせて，「かわいいね」「いいね」などと褒めることを勧める．

なかには，眼鏡を嫌がる児もいるが，「嫌がるから無理強いせず，もう少し大きくなったらまた受診してみよう」ということのないよう，「装用できない場合にも，予約日には必ず受診し，できることを考えていきましょう」と話しておくことも重要である．

2．本人に向けて

ある程度こちらの話を理解できる年齢では，試しがけをしたあと本人にも「さっきのメガネは見

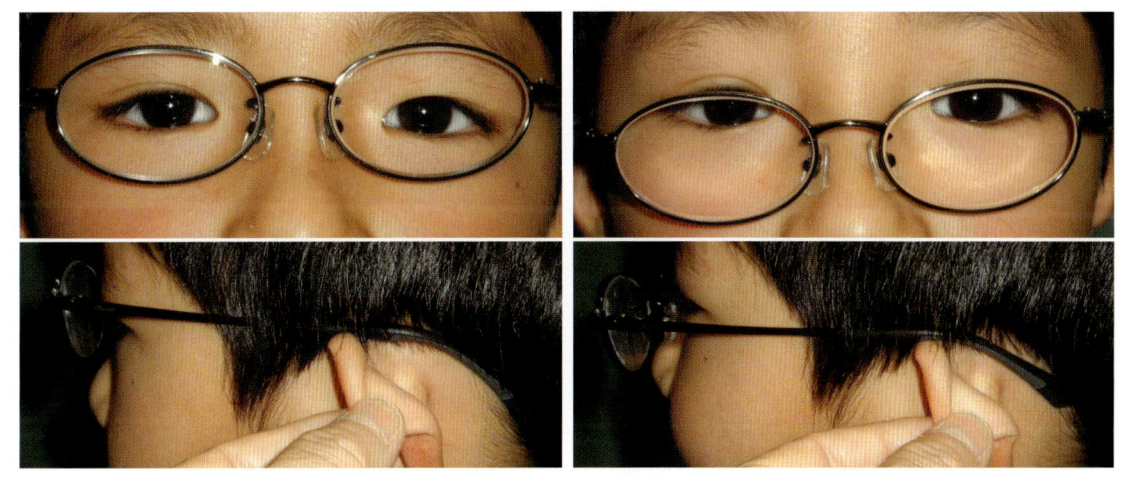

図 3. テンプルの長さの不適合
頂間距離が良好になるようにかける(左上)と，モダンの曲がり部分が耳介にヒットせず(左下)，モダンを耳介にヒットさせる(右下)と頂間距離が著しく長くなる(右上)．

えたでしょう？」「○○ちゃんは何色のメガネがいいかな？」「先生がメガネ屋さんにお手紙を書くから，お母さんと一緒に行ってかわいいのを作ってもらってね」などと声をかけるとよい．

眼鏡を処方した後の注意点

乳幼児の眼鏡は，処方後の経過観察が重要であることは言うまでもない．

1．眼鏡の出来上がりをチェック

眼鏡の出来上がりは，できるだけ 1～2 か月以内にチェックする．度や乱視軸，瞳孔間距離は処方箋どおりにできているか，フレームは適切で顔にフィットしているかなどを確認する．ときに，度数が違ったり，テンプルの不適合で頂間距離が保たれていないことがある(図3)．そのような場合には，モダン部分の交換が可能なものか，それが不可能なら，モダン部分にストッパーを付けることはどうかなど，眼科医から直接眼鏡店に修正を依頼するが，そのためにも早めのチェックが必要である．

2．装用状況のチェック

眼鏡は常用できているか，レンズの上方からのぞき見するように見ていないかなど，確認する．受診日にはかけていても，普段はかけていなかったり，眼鏡が下がっていてレンズの上から裸眼と同じ状態で見ていたりといったことが見受けられる．このような状況では，弱視や内斜視に対する治療効果は期待できない．かけない理由が，眼鏡そのものが顔にかかるのが嫌なのか，レンズを通して見ると見にくいのか，幼稚園のお友達になにか言われたのか，などその原因を聞き出し，それぞれに対処する必要がある[8]．見にくい場合には，処方した度数に誤りや不適切があるのか，調節が関与しているのかなど，再度調節麻痺下の屈折検査を行って検討すべき例もある．処方したレンズの度数に誤りがなければ，アトロピン点眼をしながら装用させることで，導入できることも少なくない．

また，フレームのゆがみやレンズのキズ，汚れもチェックし，家族や本人にも眼鏡の良いかけ方や取り扱いを折に触れ説明する．フレームにゆがみがみられたなら，作った眼鏡店に行って直してもらうよう指導する．

眼鏡をかけてくれない乳幼児への対処[8,9]

乳幼児では，見えにくくて不便を感じていることは少ないため，処方すればかけてくれるとは限らない．なかには，顔や頭になにか触れるのが大嫌いな子もいて，なかなか手ごわい．そのような場合には，次のような対処を試みる．

1．家族もできるだけ眼鏡をかける

家族にメガネをかけている人がだれもいないと，乳幼児は見慣れないものとして拒否する傾向がある．兄弟や両親に協力をしてもらう．

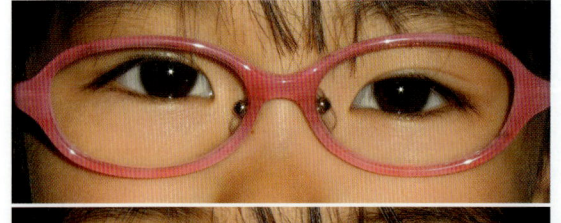

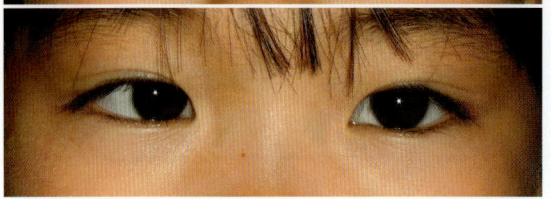

図 4. 調節性内斜視の眼鏡をかけたがらない児には，眼鏡をかけると眼位はよい(上)が，外すと内斜視になる(下)ことを写真で本人に見てもらう．

2．メガネを褒める

メガネをかけたときに，「かわいいね」や「かっこいいね」と褒めることで，嬉しくなり，かける．保育園や幼稚園の先生にかけるよう指導をしてもらうことも効果的である．

3．写真で示す

眼鏡をかけたがらない調節性内斜視の例では，眼鏡をかけたとき(眼の位置がよくかわいい)とかけないとき(眼が寄っていて変)の写真(図4)をデジカメで撮影し，本人に見てもらうのも効果的である．

4．アトロピン点眼を併用する

調節が関与して，かけた途端に見えにくさを自覚してかけない児もある．アトロピン点眼を1週間ほど行うと，3日目くらいからかけられるようになることがある．常用できたら，点眼を終了する．

眼鏡装用後の経過観察

1．経過観察と度の変更

乳幼児の眼鏡は，装用による治療効果を定期的に確認する必要がある一方，児の成長に伴い屈折値が変化する(多くは遠視の減少)ため，必要に応じて眼鏡の度を変更する．

度の変更にあたって注意が必要なのは，調節性内斜視である．経過が良好であっても，安易に度を下げると内斜視が再発することがある．乳幼児期の調節性内斜視では，眼鏡の更新のたびにアトロピン点眼での屈折検査を行うべきである．

2．眼鏡が不要になるかとの期待への答え

乳幼児の眼鏡はいずれ外せるのかと家族は期待する．遠視が順調に減少し，矯正視力あるいは裸眼視力が1.0以上となるなど，眼鏡が不要となる例もあるが乳幼児期では比較的稀である．眼鏡が外せることばかりを期待せず，生涯を通じての良好な視機能を獲得することに期待を寄せるべきである．

文　献

1) 牧野伸二：先天内斜視の治療 プリズム療法の可能性．眼科，**51**：1609-1616，2009．
2) 仁科幸子：乳児の眼鏡処方．眼鏡処方の実際(所敬，梶田雅義編)，金原出版，pp. 2-9，2010．
3) Holmes JM, Clarke M：Amblyopia. Lancet, **367**：1343-1351, 2006．
4) 森　隆史，橋本禎子，八子恵子ほか：乳幼児に対する1%アトロピン点眼液を用いた調節麻痺下の屈折検査．眼臨紀，**1**：157-160，2008．
   Summary　アトロピン点眼薬の効果や副作用についての臨床的データである．
5) 内海　隆：弱視と調節の関わり．あたらしい眼科，**5**：959-968，1988．
   Summary　調節麻痺薬の使用法，効果について理論的に解説されている総説である．
6) 八子恵子：子どもの眼鏡装用を嫌がる親にどう対処しますか？　眼科診療クオリファイ①屈折異常と眼鏡矯正(大鹿哲郎編)，中山書店，pp. 133-135，2010．
7) 湖崎　克：小児眼鏡フレームとレンズの選び方．眼科診療クオリファイ①屈折異常と眼鏡矯正(大鹿哲郎編)，中山書店，pp. 139-144，2010．
   Summary　小児の眼鏡のフレームに関して分かりやすく解説されており必読の文献．
8) 八子恵子：眼鏡を掛けたがらない患児にどう対応しますか？　眼科診療クオリファイ①屈折異常と眼鏡矯正(大鹿哲郎編)，中山書店，pp. 136-138，2010．

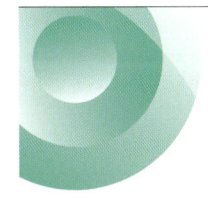

◎特集/ポイント解説 眼鏡処方の実際

学童期の眼鏡処方

川端秀仁*

Key Words: 学童期における屈折と調節の生理的変化(physiological changes in refraction and accommodation during the elementary school period), 調節障害(accommodation disorder), 調節緊張(tonic accommodation), 雲霧法(fogging method), 眼軸長(ocular axial length)

Abstract: 近年，ICT 社会を迎え調節機能への負荷が大きくなっている．視力不良の背景にある調節障害にも配慮が必要である．

日常の屈折状態は，静的屈折状態に調節緊張により近視化した度数が加算されている．雲霧法，両眼開放，調節麻痺剤使用などを用い，できるだけ調節の関与しない静的屈折度測定を心がけることが大切である．

また，学童期はいまだ視覚・精神の発達期にあり弱視，心因性視力障害などへの配慮が必要である．学童期は調節力が旺盛で不安定な場合が多い．心因性視力障害を疑う前に，または心因性視力障害であっても弱度屈折異常に伴う調節障害に留意する必要がある．

学童期は学校近視が発症する時期である．近視進行を適切に把握するためにできれば IOL マスター®などで眼軸長などの眼光学要素の変化を確認して判断したい．

学童の診療に際しては，保護者へも十分なインフォームドコンセントを行いアドヒアランスを良好に保つことが大切である．

はじめに—学童期：近年の視力の状態—

平成 25 年度における裸眼視力 1.0 未満の児童の割合は図 1 に示すように 30.52%であり，父母の世代(30 年前(昭和 58 年))の 18.17%に比較してその割合は増大している．

これは，裸眼視力 0.7 未満，0.3 未満の児童の割合増加に起因している．また裸眼視力 0.7 未満，0.3 未満の児童の割合は，学齢が上がるにつれ増加していることから，主として近視の増加がその原因と考えられる[1)2)]．

ICT 社会を迎え情報入手手段は大きく変わり，教育現場でも VDT 学習による近見主体の学習形態に変化している．また，携帯ゲーム機の普及で，勉学のときだけでなく近距離にあるものを注視する時間が長くなり，調節機能への負荷が大きくなっている．視力不良の背景にある調節障害[補足1)]にも配慮が必要である．

補足1 調節障害について

調節障害は以下の 4 つのタイプに分けて考えると臨床像が分かりやすい．

＊調節不全：ピント合わせの力がない．

＊調節衰弱：ピント合わせの力が続かない．

＊調節反応不良：ピント合わせで遠近が切り替わらない．

＊調節緊張：ピント合わせに力み過ぎ．

学童期の屈折・調節の生理的変化

筆者が学校医を担当している小学校の全校生 837 名を対象に 2012 年に行った眼科検診での，日常遠見，近見視力(通常裸眼で過ごしている児童は裸眼視力，眼鏡装用している児童は眼鏡視力の

* Hidehito KAWABATA, 〒279-0012　浦安市入船 4-1-1-3 階　かわばた眼科，院長

裸眼視力

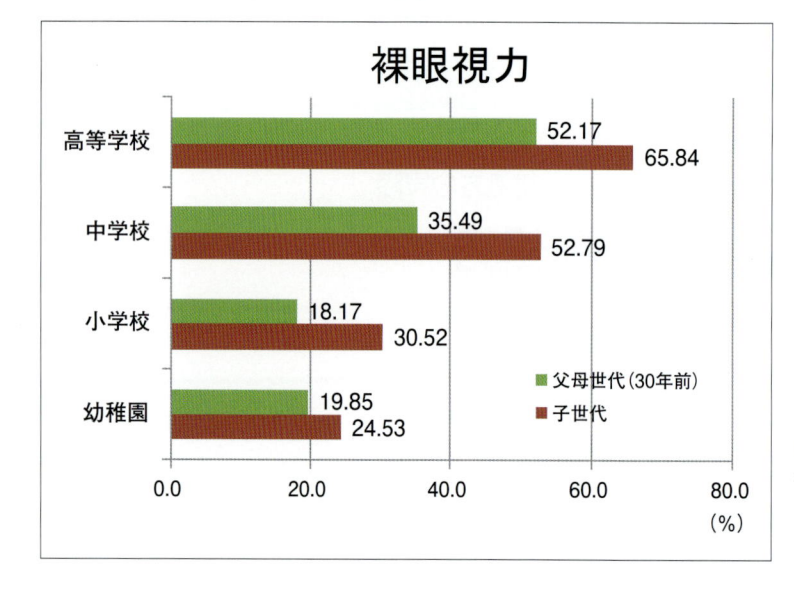

学校	父母世代（30年前）	子世代
高等学校	52.17	65.84
中学校	35.49	52.79
小学校	18.17	30.52
幼稚園	19.85	24.53

図 1．
裸眼視力1.0未満の者は，父母世代に比べ子世代では多くなっている．

値），屈折異常度，調節効率[補足2]の結果を基に，学童期の屈折・調節の生理的変化を考察したい．

[補足2] 調節効率検査について

調節効率検査は，球面レンズをフリップして，調節状態をスムーズに変えられるかで評価する．検査距離を30 cm，「0.7」程度の近見視標，±2.00 Dのフリッパーレンズを眼前において視標を明視させる．まず+2.00 Dレンズを通して明視できれば，-2.00 Dにフリップしまた明視させる．明視できればもう一度+2.00 Dにフリップし，また明視させる．このようにして30秒間に何回裏返しができるかを両眼および片眼で検査する．+2.00 Dレンズを通して30秒間明視できなければ，-2.00 Dにフリップして明視できるか確認する．いずれかのみできるものは0.5回とする．調節不全・衰弱ではプラスレンズでの反応が良好でマイナスレンズではなかなかピントが合いにくい．逆に調節緊張では，マイナスレンズでの反応が良好でプラスレンズではなかなかピントが合いにくく，調節反応不良ではプラス・マイナスレンズともピントが合わない．

1．視力変化：遠見視力と近見視力

先に述べたように学齢が進むにつれ遠見視力不良児が増加する．B評価以下の「視力1.0未満」は，1年生では29.6%，6年生では44.4%であった[3]．現在，近見視力は検査されていないが，一定の割合で近見視力不良児が存在している．近見視力不良の原因は，中等度以上の近視や遠視，乱視に加え調節障害が考えられる．左右眼とも遠見視力良好で「近見視力のみ不良」の児童は，眼科受診の勧告も受けず学校健診で見逃されている[3]．

2．屈折変化：遠視，正視，近視の学年別割合

小学入学時の屈折異常は遠視や正視が多く，近視は多くない．

学年が上がるにつれ遠視群，正視群の割合が減少し，近視群が増加した．一方，乱視は学年を通じてほぼ一定であり，全学年を通して76.1%が乱視なし，弱度乱視は22.3%，強度乱視は1.6%であった[3]．

3．調節変化：調節効率について

全学年平均の回数は30秒間で2.75±1.41回であり米国の平均3.0回[4]に近い値であった．

また学年が上がるに従い調節効率が向上することが確認された．1年生の平均1.81回から6年生の3.43回に回数が増加し調節効率の向上が認められる．本健診では，調節緊張の状態を示すプラスレンズ側で時間がかかるものが50.5%，マイナスレンズ側で時間がかかるものが11.2%，両者に差がないもの38.3%で，調節緊張の状態で過ごす児童が多いことが確認された．

視力・屈折・調節・輻湊の連携と調節・輻湊異常について

視機能は，屈折-調節-眼位（輻湊）の良好な連携

のうえで機能している．屈折-調節-眼位(輻湊)の関連に留意して眼鏡処方を行うことは，小児や両眼視機能に異常のあるような特別な場合に限ったことではない．眼疾患がない場合でも，なんらかの原因(全身または眼疾患や過度の視作業，内服薬の影響など)でこれらのいずれかが正常から大きくずれると，眼精疲労につながる．眼鏡処方は常にこの点を念頭に置いて行う必要がある．屈折異常や調節力，斜位量そのものももちろん問題であるが，現在の状態がその個人の視覚システムにとって許容できる状態か否かを見極め必要な対処をすることが肝要である．

本稿はこの点について詳細を述べる稿ではないので以下にそのポイントの概略のみを述べる．

1．屈折異常度

日常の屈折状態は，静的屈折状態に調節緊張により近視化した度数が加算されたものとなっている．雲霧法，両眼開放，調節麻痺剤などを用い，できるだけ調節の関与しない静的屈折度測定を心がけることが大切である．

2．調節・輻湊機能

それぞれの最大能力(＝調節力，輻湊力)，注視点に対する正確性または定常状態(＝調節ラグ[補足3]，斜位)，注視点切り替え(一般には遠見-近見)に対する融通性(調節および輻湊フリッパー)を確認しておく必要がある．また両機能の連携の程度(AC/A，相対調節，相対輻湊)も大切な情報である[5]．

補足3 調節ラグについて

完全矯正レンズ装用状態でレチノスコープの開口部の周りに置いた視標を明視してもらいながら，必要とする視距離(30 cm や 40 cm)から反射光の動きを観察する動的検影法(dynamic retinoscopy)で中和か逆行が認められれば調節緊張(痙攣)である．同行する場合，中和レンズ度が＋0.75 D 程度は正常範囲．＋1.00 D 以上になる場合，調節衰弱や不全(老視も含め)が疑われ近見加入度が必要となる．

3．両眼視機能

斜位のレベルでも主訴により，抑制傾向の有無など確認すること．

学童期：眼鏡処方のその他留意点

学童期はまだ視機能が完成しておらず，発達過程にある．就学後発見される眼疾患は，就学前と比較し先天疾患や弱視の比率は低下するものの，低学年では未治療の間歇性外斜視，調節性内斜視，不同視弱視，強度の屈折性弱視の児童も少なくない．視力の感受性期は8歳くらい(小学校2～3年生)とされている[6]が，不同視弱視ではある程度治療に反応する児童もある[7]ので保護者，患児とともに治療に取り組むようにしたい．斜視，弱視の眼鏡については本書他稿を参照していただきたい．

また，心因性視力障害[8)9)]や MS(multiple sclerosis：多発硬化症)，レーベル病などにも注意する必要がある．

標準的検査手順

1．学童に対する当院での視力検査手順

まず，遠見，近見で裸眼および日常視力，オートレフ・ケラトメーターによる屈折度，角膜曲率半径，カバーテストで遠見，近見での眼位，調節および輻湊近点などを確認しておく．オートレフのモニタ画面での瞳孔の大きさや測定値の変動を確認する．

視力検査は，必ず子どもの応える様子(片眼遮蔽はしっかりできているか，目を細めていないかなど)を確認すること．低学年では，子どもの反応により字詰まりの影響も考え単一視力表で行う場合もある．その際，視力表は必ず子どもの目の位置の高さと同じ位置かやや下に提示する．

視力は遠見視力だけでなく必ず近見視力も検査することが大事である．裸眼視力で遠見が0.5のとき，近見も不良なら単純な近視でないことが分かる．その際は，患児の視力不良の原因に遠視および調節機能の不良，場合によっては眼疾患や心因性要因が潜んでいることも念頭に検査を行うこ

とが肝要である．乱視によるものか否かはある程度オートレフ・ケラトメーターで判断できる．

検査後，裸眼視力と矯正度数の整合性がとれているか確認することも大切である．

経験的に裸眼視力は－0.50 D の近視で視力1/2 程度に減ずる．つまり最高矯正視力が 1.5 の場合，－0.50 D の近視では 0.7～0.8，－1.00 D の近視では 0.4，－1.50 D の近視では 0.2，－2.00 D の近視では 0.1 程度となる．あくまで目安であり若干の視力の幅はあるが，RV＝0.5(1.5×S－3.50 C－1.00 D Ax 180°)という検査結果なら，裸眼視力か矯正度数のいずれかが不適切であると判断できる．

2．調節麻痺後屈折検査

小学生は調節力が旺盛な時期であり初診時には，屈折度数に影響している調節緊張を緩解させるため必ず一度は調節麻痺剤による屈折検査を行いたい．使用する調節麻痺剤は，1%シクロペントレート(サイプレジン®)を 5 分おきに 3 回点眼し 60 分後の屈折度を測定する．視力の低下やまぶしさがあり，麻痺効果は 2～3 日程度続くことを事前によく説明しておくことが大切である．

サイプレジン®は正視や遠視では雲霧法より効果的に調節緩解するが，近視では雲霧法が有効であることが示されている．

調節麻痺剤による検査に難色を示す保護者に対しては，初診時の屈折度数は，静的屈折状態に調節緊張により近視化した度数が加算されたものであり，調節麻痺剤の使用は単なる検査でなく調節緊張を緩解させる治療の第一歩であることを説明すると納得していただけることが多い．

弱視・内斜視のあるときは，1%硫酸アトロピンを 1 日朝夕の 2 回の点眼を 1 週間続けてもらいその後検査を行う．アトロピンの麻痺効果(調節麻痺，散瞳)は 3 週間程度続くことや，副交感神経亢進症状(頬の紅潮，発熱など)が強く出たら中止してもらうこと，および途中で中止してもある程度の麻痺効果は得られているので予定どおり来院してもらうことを事前に説明しておくこと．

学童期の眼鏡処方目安と調節緊張への対応

学童期の児童に対する眼鏡処方に際しては，眼鏡処方の意義を本人だけでなく保護者へも納得がいくように説明し同意を得ることが肝要である．

1．眼鏡処方の目安視力と度数

眼鏡処方をする視力は文部省時代から小学校 1，2 年で 0.3 以下，小学校 3，4 年で 0.5 以下，小学校 5，6 年で 0.7 以下が一つの目安である．本人の日常での困り感と学習への影響など勘案して処方する．筆者は度数の目安として近視度：－1.50 D 以上，遠視度：全遠視＋2.00 D 以上 顕性遠視＋1.00 D 以上，乱視度：±1.50 D 以上としている．

調節障害があり近見学習に抵抗のある(近くが見にくい，ときどきぼやける)場合は度数の強弱に関係なく眼鏡処方を考える．調節不全，衰弱，調節性内斜視の場合は BF，MF 処方(1.5～2.0 D 加入)も考える．

矯正後眼鏡視力は，違和感なく装用できる度数で使用目的に合致するものとする．

一般的には 0.7 以上とするが装用できなければ 0.3 でも可，近視低矯正で進行が抑制されるとする信頼できる論文はなく装用できれば 1.2 でも可である．

2．調節緊張への対応

"日常屈折度数＝静的屈折状態＋調節緊張により近視化した度数"であり，調節緊張により静的屈折状態が正視または遠視であるにも関わらず日常屈折度数が近視状態となっているものが偽(仮性)近視である．静的屈折状態が近視であっても，日常屈折度数にはその程度は別にして調節緊張に起因する近視度数が上乗せされている．

調節緊張と静的屈折への対応は分けて考えるべきである．

以下のような場合は調節緊張の強い関与が疑われる．

○裸眼視力と屈折異常の程度が一致しない．
○雲霧検査で視力向上．

○最近の視力低下．
○最近近業作業が増えている．
○調節フリッパーなどの調節検査で緊張パターンを示す．
○調節麻痺前後で屈折の値が1.0～1.5 D以上異なる．

調節緊張の関与が疑われ，裸眼視力が比較的良好で眼鏡などによる補正を必要としないならば，保護者の希望にもよるがトロピカミド0.4%（ミドリンM 0.4%®）点眼と望遠訓練および日常近見時姿勢の改善を指導して調節緊張の解除を図る．調節緊張への近見時プラスレンズ処方は効果的ではない．

3．近視進行への対応

学童期に進行する近視のほとんどは屈折性ではなく軸性である．静的屈折状態が近視化しているか否かは，できればIOLマスター®などで眼軸長などの眼光学要素の変化を確認して判断したい．眼軸の伸展と近視度の進行は関連する[補足4]が，学童期はまだ眼球自体が大きくなる時期であり，眼軸長の伸展のみをもって近視進行の程度を判断することはできないことに留意する．前回処方から1年程度時間が経過して眼鏡処方をする場合は角膜曲率および眼軸長，前房深度の測定とサイプレジンによる調節麻痺後屈折検査結果を勘案して度数を決定する．眼鏡視力が低下し近視が進んでいても，眼軸長が変化していなければ静的屈折状態は近視進行しておらず，調節緊張に起因するものであると判断できる．このような場合は，眼鏡度数の変更ではなく調節緊張の治療が必要である．

筆者は保護者が希望する場合，近視進行は遺伝的な背景で決まっていること，近視進行のメカニズムは解明されておらず進行抑制に決め手はないことをまず説明し，進行抑制には，近見時の視距離を適切に保つこと，戸外での活動が大切であることなど一般的な説明をしている．さらに積極的な方法を希望される場合は，①累進焦点メガネ（遠近両用）[10]，②オルソケラトロジー[11]（特殊なハードコンタクトレンズを夜間装用），③低濃度アトロピン点眼[12]（通常の目薬を100倍に薄めたもの）の3つの抑制法を紹介している．

それぞれの方法の特長と問題点，近視が完全に抑制されるわけではないこと，かつ個人によっても効果の異なることを説明し保護者と本人が納得して希望する場合，適宜いずれかの方法で対応する．実際は，低侵襲で低コストである③を選択することが多い．ミドリンM®点眼は調節緊張緩和を目的とするものであり近視進行抑制の目的で処方することはない．

補足4 眼軸長，前房深度の変化と屈折度

眼軸長0.1 mmの伸展は，眼軸長27～22 mmで屈折度0.20～0.30 D（24 mm付近では0.23 D）の近視化に対応し，前房深度0.1 mmの増加は，前房深度2～5 mmで屈折度0.125～0.11 D（24 mm付近では0.12 D）の遠視化に対応している．

症　例

以下にいくつかの症例を提示する．

症例1　初めての近視眼鏡

患者は8歳，小学校3年生の女児で，初めて学校健診で遠見視力不良を指摘された．また本人自覚でも黒板の字が見にくく，TVを観るときも目を細めて見ているとのこと．

a）初診時

前眼部～眼底，眼圧は問題なく，オートレフ値を前提とした簡易法[補足5]による視力はRV = 0.3（1.2 × S − 1.00 DC − 0.75 Ax 160°），LV = 0.2（1.2 × S − 1.50 DC − 0.50 Ax 15°）で，近見視力はnRV = 1.0，nLV = 1.0と良好で，裸眼視力と矯正度数の矛盾もなく遠見視力不良，近見視力良好で近視が考えられる症例である．

サイプレジン®点眼後屈折検査で，点眼前はR：S − 1.87 DC − 0.63 Ax 165°，L：S − 2.00 DC − 0.75 Ax 10°であったが，麻痺後屈折度はR：S − 0.87 DC − 0.50 Ax 165°，L：S − 1.25 DC − 0.25 Ax 10°と近視度数が減少した．±2.00 Dフリッパーレンズを使用した調節効率（完全矯正下）検査でも，両眼1.50回，右眼2回，左眼2回で

「＋」苦手であったことから，弱度の近視正乱視と調節緊張の合併と判断した．IOL マスター®による眼軸長（前房深度）は，右眼 24.52 mm（3.60 mm），左眼 24.55 mm（3.59 mm），角膜曲率半径は右眼 7.70 mm（43.84 D），左眼 7.66 mm（44.06 D），等価球面は右眼 －1.37 D，左眼 －1.75 D であった．

裸眼視力が 0.3 であり眼鏡処方が望ましいが，母親，本人とも眼鏡を望まないためミドリン M® 就寝時 1 回点眼を処方し，裸眼での望遠訓練を指示して 1 か月後の来院予約とした．

補足 5 初診時オートレフ利用簡易矯正手順
1）他覚値を装用．
2）左右眼それぞれ Red & Green 検査にて（R≦G）に球面調整（マイナス up，プラス down）．
3）視力確認．
4）球面 ＋1.0 D ptr 加入．
5）最高視力が出るよう球面調整．

b）1 か月後受診時

やはり黒板の字が見づらいとのこと．

視力も初診時と変わらず，RV＝0.3（1.5×S －1.00 DC －0.75 Ax 160°），LV＝0.2（1.5×S －1.25 DC －0.50 Ax 10°），近見 nRV＝1.0，nLV＝1.0 であった．

自覚的な見にくさが続いているため眼鏡処方を再度勧めたところ，遠見時のみの装用で母親も眼鏡作製に同意し眼鏡を処方．処方度数は RV＝（1.0×S －0.75 DC －0.50 Ax 160°），LV＝（1.0×S －1.00 DC －0.50 Ax 10°）とした．

調節効率（±2.00 D フリッパーレンズ使用）は上記眼鏡装用で 3 回（まだ「＋」やや苦手）であったため，ミドリン M® 就寝時 1 回点眼と裸眼での望遠訓練は継続することとした．

眼鏡出来上がり 2 週間後受診時，視力は眼鏡装用で両眼とも 1.2，近見 1.0 と良好で，特に他の主訴もないため次回 3 か月後受診の予定とした．

c）9 か月後受診時

最近，眼鏡をかけても黒板の字が見づらい（3 か月後予約に来院せず）との主訴で来院．

眼鏡視力は両眼とも 0.4，近見は 1.0 であった．

受診時の矯正視力は RV＝0.15（1.5×S －2.00 DC －0.50 Ax 160°），LV＝0.1（1.5×S －2.25 DC －0.50 Ax 10°）．

近見 nRV＝1.0，nLV＝1.0 と近視進行が疑われる結果であった．

自覚的な見にくさがあるため眼鏡度数をアップし常用することを勧めたところ処方を希望．

調節効率は ±2.00 D フリッパーレンズを使用し上記眼鏡装用で 3 回（「＋/－」差はほとんどなし）．

調節ラグも ＋0.75 D と正常で調節緊張の関与も認めないため，サイプレジン®検査はせずに眼鏡処方をすることとした．

IOL マスター®による眼軸長（前房深度）は，右眼 25.05（3.60）mm，左眼 25.10（3.59）mm，角膜曲率半径は右眼 7.70 mm（43.84 D），左眼 7.66 mm（44.06 D），等価球面は右眼 －2.25 D，左眼 －2.50 D であった．等価球面値は右眼 －0.88 D，左眼 －0.75 D 近視化していて，眼軸長は右眼 0.53 mm，左眼 0.55 mm 伸展していた．眼軸伸展がそのまま近視化につながるとすると，1 D 以上の近視化となっていてもおかしくないが，眼球全体も大きくなっており眼軸の伸展がそのまま近視化となっていない．

受診のかなり前からミドリン M® 就寝時 1 回点眼と裸眼での望遠訓練はしていないが，調節緊張の関与を認めないことからそのまま中止とした．本人が遠くをしっかり見えることを望んだため眼鏡処方は左右とも －1.00 D アップし，以下の度数で処方とした．

処方度数：RV＝（1.0×S －1.75 DC －0.50 Ax 160°），LV＝（1.0×S －2.00 DC －0.50 Ax 10°）．

母親より近視進行抑制の方法がないかとの質問があったため，前項で述べた近視進行と抑制についての説明をしたところ，本人と母親の希望により 0.01％アトロピン就寝時 1 回点眼を処方し経過を診ることとした．

d）眼鏡出来上がり2週間後受診時

眼鏡視力は両眼とも1.2，近見も1.0で，眼鏡は遠見時だけの装用でなく，眼鏡装用している時間が増えているとのことであった．次回2か月後受診の予定．

【症例1のポイント】

○裸眼で遠見，近見視力を測定すること．

○学童期は調節機能が旺盛な時期である．自覚屈折検査は雲霧法で行い，調節麻痺後屈折検査は調節緩解の治療の一環として必ず行うこと．

可能なら調節検査，眼軸長の測定を行いたい．

症例2　弱度遠視，調節緊張（痙攣）

患児は11歳，小学5年生の男児で，黒板の字も教科書の文字も見にくくなってきたため近医を受診し，心因性視力障害の可能性があると診断された．度数は弱度であるため眼鏡は処方されず，ミドリンM就寝時1回点眼で経過をみているが3か月たっても視力が改善しないため，セカンドオピニオンを求めて当院を受診された．今春から受験のため，塾に通い始め勉強をがんばっている．勉強のあと携帯ゲームの時間も長いとのこと．

a）初診時検査所見

前眼部～眼底，眼圧は正常，眼位は遠見，近見とも内斜位であった．

視力はRV＝0.15（0.4×S－0.25DC－0.75Ax 160°），LV＝0.2（0.3×S－0.50DC－0.50Ax 15°）と不良で，近見視力もnRV＝0.3，nLV＝0.4と不良であることから単純な近視ではなく調節緊張（痙攣）が疑われた．サイプレジン®麻痺前後屈折度は，点眼前がR：S－0.75DC－0.37Ax 165°，L：S－0.75DC－0.75Ax 10°と近視性乱視であるが，点眼後はR：S＋0.75DC－0.37Ax 155°，L：S＋0.75DC－0.75Ax 5°と遠視性乱視が確認された．調節効率は±2.00Dフリッパーは反転できず，±1.50Dフリッパーで1.5回，視距離30cmのダイナミックレチノスコープによる調節ラグ検査でも－0.50Dと，ともに調節緊張（痙攣）を示す状態であった．本人および母親に調節緩解の必要性を説明したところ同意が得られたため，ミドリンM点眼就寝時1回は続けること，携帯ゲームの時間を短くする（できれば次回までやめる）こと，近見時姿勢について視距離を正しくとることを指導し，1か月後の予約受診となった．

b）1か月後受診時

携帯ゲームはやめているとのこと．以前よりよく見えるようになってきたが，まだときどき黒板の字が見づらい，小さいふりがなも見にくいときは虫眼鏡で見ているとのこと．

視力はRV＝1.0（1.5×S＋1.00DC－0.50Ax 155°），LV＝1.0（1.2×S＋1.00DC－0.50Ax 180°）と初診時より遠視化しており，遠見は裸眼視力，矯正視力とも改善しているが，30cm近見視力は眼鏡装用では両眼とも1.0であるが，裸眼ではnRV＝0.8，nLV＝0.7とまだ1.0となっていない．調節効率は±2.00Dフリッパーで1回転できるようになっていたが，まだ「＋」苦手で調節緊張の状態が続いている．眼鏡装用で視力が改善すること，調節緩解のために遠視性乱視を眼鏡で矯正することが有用であること，遠視度数は近視と異なり進行することはないことを説明したところ，本人，保護者とも眼鏡装用に納得したため初診時の完全矯正で眼鏡を処方した．処方度数：R：S＋0.75DC－0.25Ax 155°，L：S＋0.75DC－0.75Ax 5°，PD＝30mm/30mm．

合わせて±2.00Dフリッパーを用いた調節トレーニングを説明し眼鏡常用を指示して1か月後の来院を予約していただいた．

c）2か月後受診時

眼鏡常用しており，本人より読書がとても楽になったとの感想あり．

視力は，眼鏡装用で両眼とも1.2，近見1.0，裸眼でも遠見1.2，近見1.0に改善していた．

調節効率は，±2.00Dフリッパーで3回転，調節ラグも＋0.50Dとなり，調節緊張は改善していた．しかし，勉強時間も長いためミドリンM点眼と調節トレーニングを続けることを指示，携帯ゲームはできればやめていたほうがよいが，す

場合は1日30分程度にするよう話し,次回は3か月後受診とした.

【症例2のポイント】

○遠見,近見とも矯正視力不良の場合,心因性視力障害と判断する前に,弱度屈折異常(多くは遠視性乱視)を背景にした調節障害を疑うことが大切である.

○調節効率(フリッパー),調節ラグなどの調節検査を行うようにしたい.

症例3 強度遠視,屈折弱視

患児は6歳,小学1年生男児で学校健診時,両眼視力不良を指摘される.33週,1500gで誕生.未熟児網膜症はないが,全般的な発達に遅れがあり地域の小児科と発達センターでフォローしてもらっていたが,現在は普通級に所属している.母親からみて,落ち着きがなく,本はあまり読みたがらないが現在眼科的な主訴は特にない.就学時健診でも視力不良を指摘されたが見えていない様子はないので特に眼科は受診させなかったとのこと.小柄で103 cmと低身長である.

a) 初診時検査所見

前眼部〜眼底,眼圧は正常,眼位は遠見,近見とも軽度内斜位であった.

視力はRV = 0.7(0.8 × S + 2.75 DC − 0.75 Ax 180°),LV = 0.7(0.9 × S + 2.25 DC − 0.50 Ax 10°)で,裸眼視力は比較的良好だが矯正視力は1.0とならない.近見視力は両眼とも0.2とあまり見えていない.サイプレジン®麻痺前後屈折度は,点眼前がR:S − 6.50 DC − 0.50 Ax 175°,L:S − 5.75 DC − 0.75 Ax 5°で強い近視のようであったが,点眼後はR:S + 10.50 DC − 0.50 Ax 175°,L:S + 10.75 DC − 0.50 Ax 5°と最強度の遠視であった.裸眼視力が比較的良好であることから,サイプレジン®値を参考にし,裸眼視力を下回らないように,眼位が内斜視にならないように注意してRV = 0.8 ×(S + 7.50 D),LV = 0.9 ×(S + 7.75 D)で眼鏡処方した.近見視力は,左右とも上記度数装用で0.6であり,眼鏡装用下眼位もExoPhoria(+)となった.

b) 1か月後受診時

眼鏡は嫌がらず装用しており,視力も,裸眼視力は変わらないが,RV = 0.7(1.0 × JB),LV = 0.7(1.0 × JB)と眼鏡視力は1.0に改善している.眼鏡装用時の近見視力も両眼とも0.7と改善しており,本も自分から読むようになってきたとのこと.

c) 2か月後受診時

視力はRV = 0.7(1.2 × JB),LV = 0.7(1.2 × JB)とさらに眼鏡視力が向上している.

眼鏡装用時の近見視力はnRV = 0.7,nLV = 0.7と変わらないがこれは調節効果[補足6]の影響も考えられる.

矯正視力もRV = 0.7(1.2 × S + 11.00 DC − 0.50 Ax 180°),LV = 0.7(1.2 × S + 11.50 DC − 0.50 Ax 5°)と初診時より良好である.近見の見づらさを訴える場合は,視距離に合わせたBFなども検討するが,現在見づらさはないため,次回単焦点で度数をもう少しアップして処方する予定である.

補足6

特定距離を明視する際に必要な調節力が,補正レンズ装用残余屈折異常眼と,同等の裸眼屈折異常眼で異なることを補正レンズの調節効果と言う.本症例の場合,処方眼鏡を装用して近見25 cmの視距離のものを明視するのに必要な調節力は左右眼とも約8.50 Dである[13].

【症例3のポイント】

小学1年生では入学前に治療されているべき疾患が見逃されている場合も多々みられる.

強度遠視眼鏡では調節効果により近見視力不良となっていることがあることに留意することが大切である.

文 献

1) 平成25年度学校保健統計調査(確定値).
2) 平成23年度学校保健統計調査(確定値).
3) 川端秀仁,梅澤竜彦,高橋ひとみほか:小学生の視力・屈折・調節機能について 第2報 第42回

全国学校保健・学校医大会 第5分科会「眼科」抄録．www.kumamoto.med.or.jp/school-43/img/program/05_01.pdf

4) Griffin JR, Grisham JD：Binocular Anomalies, 3rd ed, pp. 36-87, 1995.

5) 川端秀仁：成人の眼鏡処方．MB OCULI, **21**：23-30, 2014.
   Summary 成人の眼鏡処方についての文献であるが，調節，輻湊機能など視機能に対する基本的考え方の概略が述べられていて一読をお勧めする．

6) 粟屋　忍，三宅養三，三宅三平ほか：形態覚遮断弱視．日眼会誌，**91**：519-544，1987．

7) 坂部和代，山中千尋，冨田真知子ほか：視覚感受性期以降に治療開始した不同視弱視の2例．Tokushima Red Cross Hospital Medical Journal, **19**：52-55, 2014.

8) 内海　隆：詐病と心因性視力障害 小児の心因性視覚障害の病態と治療．神経眼科，**21**(4)：417-422，2004．

9) 松久充子，川端秀仁：「現代の学校保健2011」視力と眼科疾患．小児科臨床，日本小児医事出版，2011.

10) Gwiazda JE, Hyman L, Everett D, et al：The COMET Group：Five-Year Results From the Correction of Myopia Evaluation Trial (COMET). Invest Ophthalmol Vis Sci, **47**, 2006. E-Abstract 1166.

11) Hiraoka T, Kakita T, Okamoto F, et al：Long-term effect of overnight orthokeratology on axial length elongation in childhood myopia：a 5-year follow-up study. Invest Ophthalmol Vis Sci, May 10, 2012. IOVS-11-8453.

12) Chia A, Chua WH, Cheung YB, et al：Atropine for the treatment of childhood myopia：safety and efficacy of 0.5%, 0.1%, and 0.01% doses (Atropine for the Treatment of Myopia 2). Ophthalmology, **119**(2)：347-354, 2012.
    Summary 文献10), 11), 12)それぞれ累進焦点レンズ，オルソK，低濃度アトロピンの近視進行抑制効果についての根拠とされる文献である．

13) 川端秀仁：ロービジョン患者の屈折矯正(眼鏡)．MB OCULI, **15**：35-43，2014．

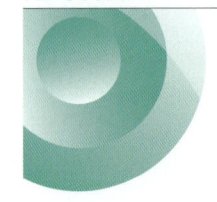

◎特集／ポイント解説 眼鏡処方の実際

中高年からの眼鏡

梶田雅義*

Key Words: 眼鏡(glasses)，老視(presbyopia)，調節(accommodation)，調節微動(accommodative micro-fluctuation)，累進屈折力レンズ(progressive addition lens)

Abstract：携帯端末の精細小型化が進んでいる高度情報化社会では老視を自覚するようになってからの近方視対策では遅過ぎる．中高年者に快適な矯正を提供するためには，個人ごとに異なる調節機能に応じた眼鏡を処方することが必要である．近方視が多い作業者では 35 歳を過ぎたら累進屈折力レンズの装用が眼の疲れの予防に役立っている．最新デザインの累進屈折力レンズは飛躍的な進歩を遂げており，従来の累進屈折力レンズに比べて視野の歪みが小さくなっている．累進屈折レンズは"境目のない遠近両用レンズ"ではなく，"調節補正レンズ"として中高齢者の矯正に必須のアイテムになってきている．

はじめに

中高齢者の矯正というと一般には老眼鏡をイメージする人が多いと思う．すなわち，近くが見づらくなったら手元がよく見えるように老眼鏡あるいは遠近両用眼鏡を処方するという対応である．しかし，加齢に伴う調節力の低下は著しく(図1)，また情報のほとんどを手元の端末から得なければならない高度情報化社会では，調節を行うためにかかる毛様体筋の負荷は大きい．このため，中高齢者が眼精疲労を訴える割合は激増している．

これまでの眼科学の教科書を見ると，十分に調節力のある眼と，近方視が困難になったいわゆる老視に対する眼鏡の処方については記述されているが，中高年に対する眼鏡処方の記述がない．成人に達した眼の屈折はその後不変であるかのように思われているが，生体の一部である眼の屈折値は生涯変化を続けている．高齢化社会のなかでは，加齢に伴い変化し続ける屈折と調節に柔軟に対応する必要がある．

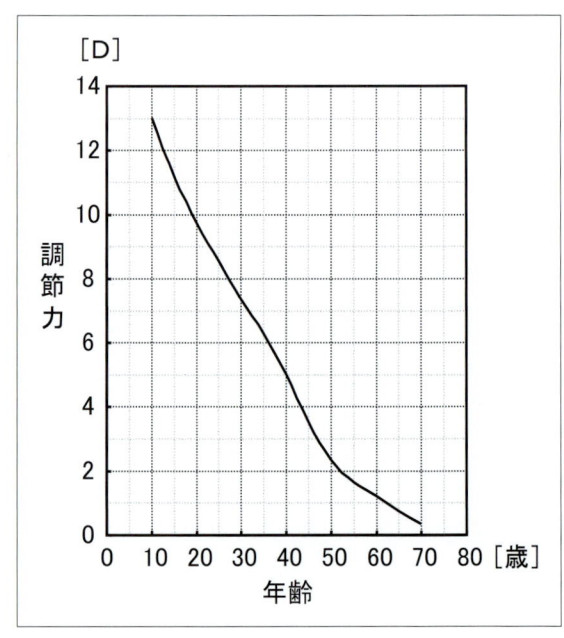

図 1 年齢と調節力曲線
調節検査ができるようになった年齢以降，調節力は減衰の一途にある．

* Masayoshi KAJITA, 〒108-0023 東京都港区芝浦 3-6-3 協栄ビル 4 階 梶田眼科，院長

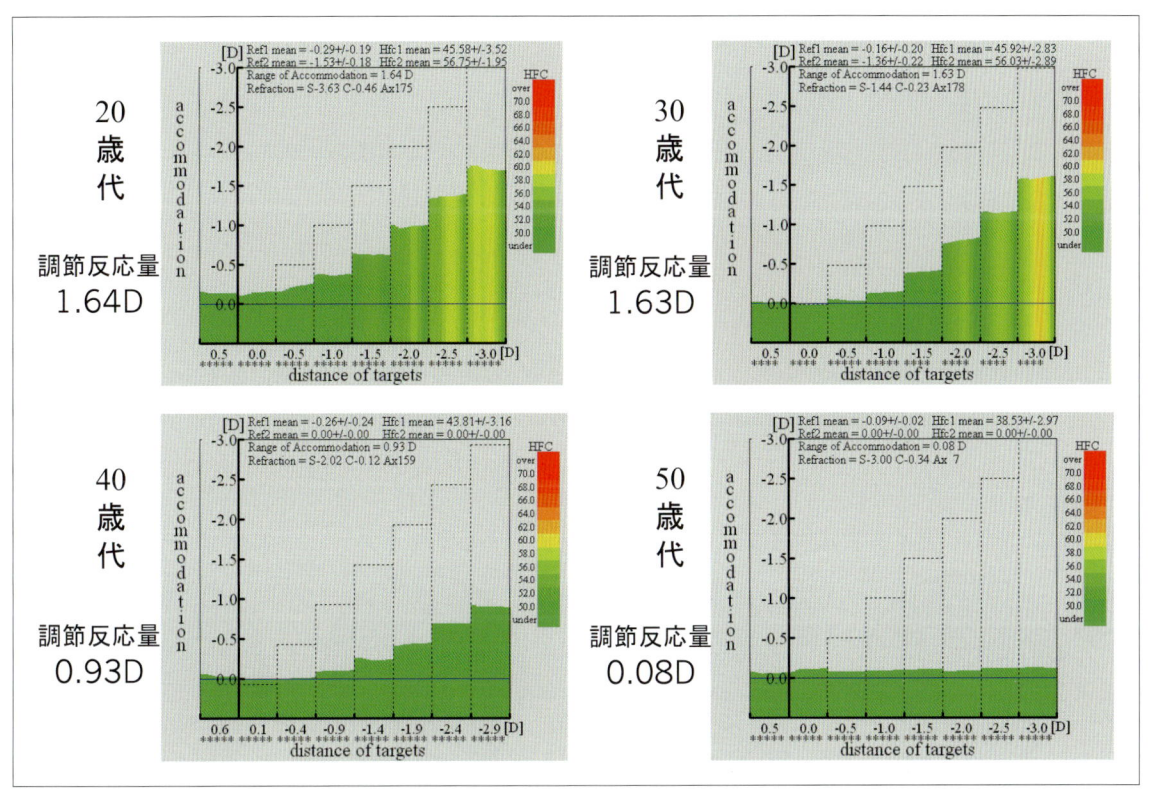

図 2 調節機能解析装置による Fk-map

横軸は視標位置（オートレフで測定した値を基準に左から＋0.5 D，±0.0 D，－0.5 D，－1.0 D，－1.5 D，－2.0 D，－2.5 D，－3.0 D），縦軸は他覚的屈折値（基準位置からカラーバーの上端までが調節反応量を示す），カラーバーの色が HFC 値（毛様体筋に震えが生じていないときには緑色，強い震えが生じると赤色で示す）である．

調節機能

一定の距離を見ているときには屈折値は静止しているように感じているが，経時的に屈折値を記録すると，正弦波様の揺れが認められる[1)2)]．これが調節微動である．調節微動は低周波数成分と高周波数成分に分けられ，低周波数成分は調節そのものの動きによって生じ，高周波数成分は毛様体筋の震えによって生じている．毛様体筋も負荷が大きくなるとその震えも強くなる[3)]．調節微動の高周波数成分の出現頻度（HFC；high frequency component）と調節応答を表示する Fk-map（fluctuation of kinetic refraction-map）を記録すると，症例ごとに異なる調節の機能が明らかになる．

1．加齢に伴う調節機能の変化

調節機能が正常であっても，加齢に伴い調節応答は減弱する（図 2）．調節機能解析装置で与える－3 D までの調節負荷に対する調節応答は 20 代と 30 代ではほとんど差がないが，40 代から急激に減少を始めて 50 代では他覚的には調節は検出できなくなる．臨床的には 35 歳から 55 歳の間の調節力の衰えが著しく，その個人差も大きい．近方視に負担が大きい VDT（visual display terminal）作業者にテクノストレス眼症（IT 眼症）の発症も多くなっており（図 3），年齢に関係なく症状に応じて近方視対策が必要になっている[4)]．

2．中高年の調節機能

調節力の低下に伴う近方視の障害は近くのものが見づらくなったと感じるずっと前に生じている．初期症状は調節速度の低下と近方視時の眼疲労として発現する．近方作業を行った後にしばらくの間，遠くにピントが合いにくいと訴えて夕刻に来院することも少なくない．この症状は既に老視の徴候であり，矯正が必要である．

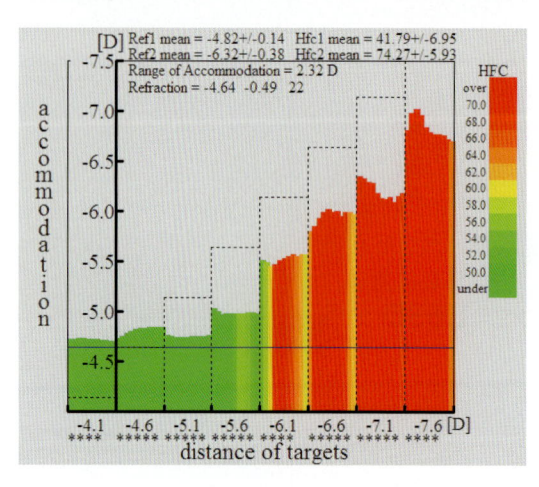

図3
テクノストレス眼症のFk-map
日常生活では異常を感じないが,パソコンに向かって仕事をしようとすると眼の奥の痛みや頭痛,後頚部痛が生じて,仕事ができないと訴えることが多い.Fk-mapでは,調節反応量は正常であるが,$-1.0\,D\,(1\,m)$の視標よりも遠い視標に対しては正常な調節応答を示し,$-1.5\,D\,(67\,cm)$の視標よりも近い視標に対しては調節緊張症の調節応答を示す.

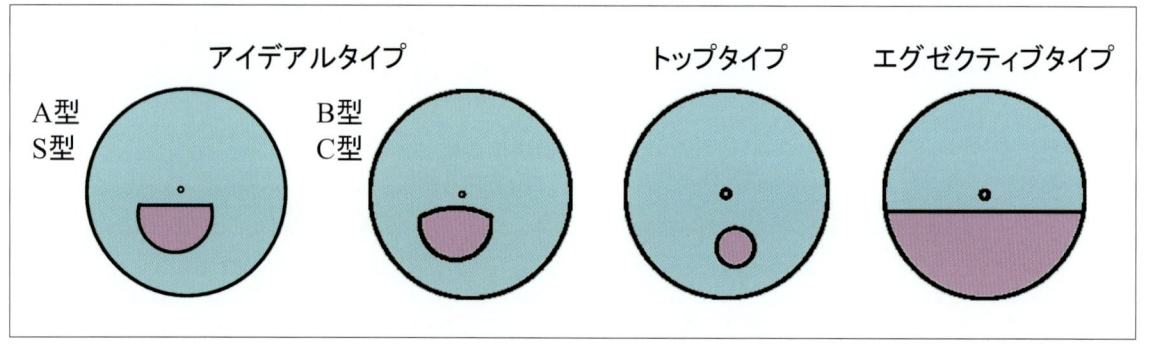

図4 二重焦点レンズのデザイン
アイデアルタイプ,トップタイプ,エグゼクティブタイプがある.アイデアルタイプでは近用部の上縁が水平なA型(S型)と弧状のB型(C型)がある.トップタイプは丸い形状の近用レンズが融着された構造をしており,エグゼクティブタイプは屈折力の異なる2枚のレンズが上下につなぎ合わせられたような構造をしている.

老視時期の分類

老視の時期を次のように分類すると,適切な矯正を提供しやすい.

初期老視:長時間の近方作業によって眼の奥の痛みや肩こりが出現する.日中はよく見える矯正状態でも,夕刻になると遠くがぼやけて見える(after 5 blur).

老視前期:いつもの矯正状態で,手元のものを以前よりも少し離して見るようになる.明所では問題はないが,薄暗い所で手元が見づらくなったと感じる.対面して会話している最中や食事中に近視の眼鏡をすぐに外す.

老視後期:これまでの矯正状態で遠くはよく見えるが,手元のものを離してもピントが合わない.

老視の矯正目的と方法

矯正の目的は老視の時期によって異なる.

初期老視:長時間の近方作業が必要な場合に,作業中の眼にかかる負担を軽減するために,作業に適した眼鏡を使用する.単焦点レンズで作業用眼鏡を処方するよりも累進屈折力レンズによる矯正が望ましい.低加入度数の近々累進屈折力レンズ,あるいは遠方の矯正をわずかに抑えた低加入度数の通常累進屈折力レンズが適している.

老視前期:遠方から近方まで快適な視力を提供するために,累進屈折力レンズが望ましい.初めて使用する累進屈折力レンズの加入度数は控えめにして,手元のものは少し離して見るように指導する.加入度数が$+1.00\,D$あるいは$+1.25\,D$程度の累進屈折力レンズならば,違和感が少なく慣れやすい.

老視後期:適切な近方視力を提供する必要がある.日常の生活が1つの矯正で行えるように通常の累進屈折力レンズを勧める.初めて処方する近用加入度数は$+1.75\,D$程度が限界である.この

図 5
多焦点レンズ(三重焦点レンズ)
アイデアルタイプとエグゼクティブタイプがあるが,製造しているメーカーは少なく,入手が困難である.

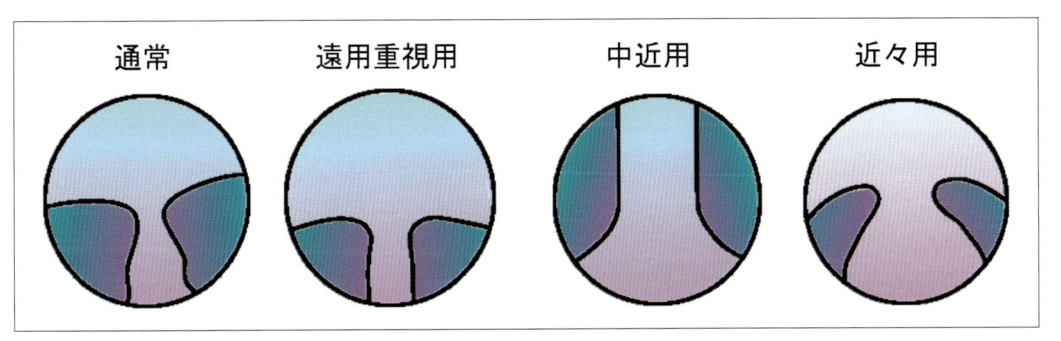

図 6 累進屈折力レンズ
通常累進,遠用重視,中近用,近々用がある.遠用度数と近用加入度数および累進帯長が同じでも,メーカーによっても同じメーカーの銘柄が異なっても,レンズ度数の分布デザインが異なり,装用感が大きく異なる.

加入度数で近方視に不満を訴える場合には,近々累進屈折力レンズを用いた作業用眼鏡あるいは単焦点レンズを用いた読書用の眼鏡を併せて処方し,使い分けるように指導する.

矯正に用いるレンズの種類

遠近両用眼鏡レンズは基本的なレンズデザインの違いから二重焦点,多焦点レンズおよび累進屈折力レンズに分類される.

二重焦点レンズは,基本となる遠用度数があり,レンズの下方に近用度数部分が加えられている.加入度数部分の形状から,アイデアルタイプ,トップタイプとエグゼクティブタイプがある(図4).

多焦点レンズ(三重焦点レンズ)には,アイデアルタイプとエグゼクティブタイプがある(図5).

累進屈折力レンズは古くは累進多焦点レンズと呼ばれていたが,レンズデザインの改良が進み,レンズ全体としての焦点は存在せず,屈折力が連続的に変化するデザインであることから,累進屈折力レンズと呼ばれるようになった(図6).基本的には遠方から近方までそれなりに利用できる通常型,遠用部分の面積が広く近用部分が狭い遠用重視型,遠用部分の面積が狭く,中間距離の部分〜近用部分が広い中近型,およびレンズの上部はパーソナルコンピュータのモニターを見るための度数で,近用部分の面積を広くとった近々型がある.同じデータのレンズでもメーカーや銘柄が異なると,レンズ度数の分布が異なり,視野の歪みは大きく異なる.視野の歪みの感じ方には個人差がある.

処方方法

屈折矯正の基本は眼鏡レンズで適正な矯正を見つけることである[5].

適正な眼鏡の遠用矯正度数を求めるためには,信頼できる他覚的屈折値と安定した自覚的屈折値を求めることが要求される.

他覚的屈折検査に汎用されているオートレフラクトメータ(オートレフ)は検者によって取得データに差が生じる.オートレフを操作するときには次のことに配慮が必要である.

1．装置の設定

調節の介入を排除するために雲霧機構が装備されているオートレフも，購入したばかりには，1回の雲霧に続いて数回の屈折測定を行うクイックモードに設定されていることが多い．1回の雲霧後に1回の屈折測定を行う通常モードに設定を切り替える．

2．測定中はモニター画面で眼の状態を観察する

1）眼瞼や睫毛が測定系を遮っていないか確認する．遮っているときには開瞼を促し，それでも遮りが解除されない場合には，検者が眼瞼を軽く支える．

2）モニターに映し出されたマイヤーリングを観察する．角膜上の涙液膜は絶えず変化しており，角膜が涙液膜で均一に覆われたときにはマイヤーリングには歪みが観察されない．涙液膜が破綻するとマイヤーリングには歪みが生じる．涙液膜が破綻したときの屈折値は信頼できない．

3）瞳孔の動きを観察しながら測定する．雲霧機構が作動した直後の瞳は縮瞳する．これは被検者がオートレフに内蔵された固視標を正しく見ている証でもある．

4）雲霧機構が作動しても瞳孔の動きに反応がない場合には固視標を見るように促す．雲霧機構が適切に被検眼の調節を排除すれば，一度小さくなった瞳孔は速やかに大きくなる．雲霧後に瞳が大きくなったときに測定された屈折値は信頼度が比較的高い．調節緊張症の眼では雲霧機構が作動した後の縮瞳が持続し，屈折値が測定されるタイミングまでに散瞳しない．このような状況で測定されたデータには調節が強く関与しており，近視寄りの屈折値が記録されている．

5）オートトラッキングやオートスタート機能が装備されているオートレフでは，測定系を眼に近づけると，装置が自動的に作動して測定を開始する．これらの装置に頼った測定では適切なデータは得られない．オートトラッキング機能が作動しない程度に，検者がジョイスティックを操作することが大切である．

6）こうした注意を払って測定した数回の屈折値に大きなばらつきがなければ，ある程度信頼できる他覚的屈折値が得られていると考えられる．

ある程度信頼できる他覚的屈折値が得られたら，そのデータに基づいて以下の手順で自覚的屈折値を求める．

1）乱視矯正度数を先に設定する．検眼レンズ枠に他覚的屈折値の円柱度数から0.75Dを減じた値の円柱レンズを他覚的屈折値の円柱軸度に一致（通常は10°あるいは5°間隔で近似）させて装入する．

2）他覚的屈折値の球面度数から−0.75Dを減じた値の球面レンズを検眼枠に装入する．この矯正で既に1.0以上の矯正視力が得られる場合には，さらに−0.75Dを減じて，矯正視力が1.0未満になる矯正度数に設定してから，自覚的屈折検査を開始する．

3）−0.25Dずつ球面度数を増して，視力値を測定し，最良視力が得られる最弱屈折力の矯正レンズ度数を求める．球面度数が他覚的屈折値の値に達しても1.0以上の矯正視力が得られない場合には，円柱レンズ度数を−0.50D増して，やり直す．

4）円柱度数も球面度数も他覚的屈折値に達しても1.0以上の良好な矯正視力が得られない場合には，自覚的な乱視を求めて，最初からやり直す．

このようにして求めた自覚的屈折値は片眼で最良視力が得られる最弱屈折値を求めただけで，快適な矯正度数とは限らない．快適な矯正度数を求めるためには，次の両眼同時雲霧法を行う．

左右眼の屈折値が2Dを超えると快適な両眼視が得られにくいので，両眼同時雲霧法は良好な両眼視が維持できる場合に採用する．

①自覚的屈折検査で得られた円柱レンズを検眼枠に装入する．

②自覚的屈折検査で得られた球面度数におよそ+3.0Dを加えた検眼レンズを両眼に装入する．

③雲霧時間は設けないで，すぐに測定を開始し

てよい．両眼視の視力値を確認しながら，両眼を同時に 0.50 D ずつレンズ交換法で検眼レンズ度数をマイナス側に換える．

④両眼開放での矯正視力値が 0.5～0.7 程度に達した時点で，左右眼を交互に遮蔽し，左右眼のバランスを調整する．この際，一度目は見やすいと答えたほうの検眼レンズ度数をプラス側に変えてバランスをとる．まだ同じ眼が見やすいと答える場合には，次からは見づらいほうの眼の矯正度数を－0.25 D 増してバランスをとる．0.25 D の差で左右眼の見え方のバランスが反転する場合には，日常視で利き目と考えられるほうの眼が見やすい状態を採用する．

⑤続けて，両眼同時に－0.25 D ずつレンズ交換法を継続して，両眼視の状態で最良視力が得られる最弱屈折値を求める．

この度数を「適正遠用度数」と呼ぶことにする．

眼鏡の処方

1．遠近用累進屈折力レンズ眼鏡の処方

適正遠用度数を検眼枠に入れて，遠近用累進屈折力レンズのテストレンズを装入して，日常生活で使用可能であるか否かを試してもらう．加入度数は極力低めに設定するのがよい．初めての処方であれば，45 歳までなら＋1.00 D，50 歳までなら＋1.25 D，65 歳までなら＋1.50 D，それ以上なら＋1.75 D がよい．もちろん，この加入度数で近方視力は不十分であるが，これまでは離してもよく見えなかったのが，少し離して見えるようになる快適さを分かってもらえば，実用に十分耐えられる．そして，歩行時に下方視野の歪みが全く気にならなくなったら，加入度数を強くすると，累進屈折力レンズ眼鏡の違和感が生じにくい．

2．中近用累進屈折力レンズ眼鏡の処方

中近用累進屈折力レンズは近用部の面積が広く，近方視は安定して見えるが，遠用部の面積が狭いので，遠方視で違和感を生じやすい．このため，初めて使用する累進屈折力レンズを中近用累進屈折力レンズで作製するのはあまりお勧めできない．しかし，近視低矯正の眼鏡を使用していた場合には初めての累進屈折力レンズに中近用を用いると遠近用よりも快適な場合もある．中近用累進屈折力レンズの遠用度数は適正遠用度数で設定する．加入度数は初めてならば，前述の遠近用と同じであるが，遠近用累進屈折力レンズの使用経験があれば，それと同程度あるいは少し強い度数を設定することも可能である．いずれにしても中近用累進屈折力レンズのテストレンズを用いて，オフィス内での装用に耐えられるかを試してから処方する．

3．近々用累進屈折力レンズ眼鏡の処方

近々用累進屈折力レンズでは先に近用度数を設定する．近方の作業距離を測定し，その距離が何 D になるかを計算して，適正遠用度数に加える．汎用する近方視距離が 50 cm ならば＋2.00 D，45 cm ならば＋2.25 D，40 cm ならば＋2.50 D とする．加入度数は遠方に向けてマイナス度数で設定する．近用度数を＋2.00 D に設定した場合，加入度数を－1.00 D にすると，眼鏡レンズの上部は＋1.00 D になるため，1 m の距離にピントが合うことになる．近用度数を＋2.25 D に設定し，加入度数を－1.50 D にした場合には，眼鏡レンズの上部は＋0.75 D になり，1.33 m まで明視できることになる．適正遠用度数を基準に利用者の作業距離を考慮して処方する．必ずテストレンズを用いて試し装用を行う．

作製後に行う検査

眼鏡は処方どおり作製されても，眼鏡枠が適切に調整されていないと快適な矯正が得られない．最近は眼鏡枠のフィッティングを行わない眼鏡店も多く，不適切なフィッティングで，眼鏡の不具合を訴える症例も増加している．

チェック項目として重要なのは，
①レンズのアイポイント位置，
②レンズと角膜の頂点間距離，
③眼鏡レンズの前傾角，
である．累進屈折力レンズではアイポイント位置

が正しい設定であっても初めて装用するときには強い違和感を生じることがある．装用初期にはアイポイント位置を1～2 mm低く設定し，装用に慣れたところで，通常のアイポイント位置に戻すことで，快適さを提供できることも少なくない．

おわりに

累進屈折力レンズ眼鏡は単焦点レンズに比べると，下方周辺視野に歪みがあり，慣れないうちは違和感の原因になる．一度慣れてしまうと，それほど気にならなくなるが，意識を集中すればいつでも歪視として認識される．累進屈折力レンズ眼鏡を初めて処方する場合には装用初期にこのような歪視が必ず自覚されることを十分に説明し，極力レンズの中央部分を通して見るように促すと装用になれやすい．中高齢者の眼鏡処方ではただ単に見えるだけではなく，長時間の作業でも疲れにくく，快適な視界の提供に配慮することが重要である．

文　献

1) Campbell FW, Rebsor JG, Westheiroey G：Fluctuations of accommodation under steady viewing conditions. J Physiol, **145**：579-585, 1959.
2) 鈴村昭弘：微動調節の研究．日眼，**79**：1257-1271, 1975.
3) 梶田雅義，伊藤由美子，山田文子ほか：調節疲労と調節微動．視覚の科学，**17**：66-71, 1996.
4) 梶田雅義：眼精疲労と眼鏡．あたらしい眼科，**30**(8)：1069-1076, 2013.
5) 梶田雅義：眼鏡処方のテクニック．あたらしい眼科，**21**(11)：1441-1447, 2004.

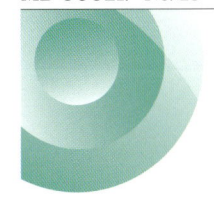

◎特集／ポイント解説 眼鏡処方の実際

斜視・弱視疾患の眼鏡矯正

牧野伸二*

Key Words: 遠視性不同視弱視（hyperopic anisometropic amblyopia），調節性内斜視（accommodative esotropia），部分調節性内斜視（partially accommodative esotropia），先天内斜視（congenital esotropia），プリズム（prism）

Abstract: 弱視治療の目的は弱視眼の視力向上とともに良好な両眼視機能を獲得させることにあり，そのために弱視の原因の除去，弱視眼を積極的に使わせること，両眼視の強化が重要である．斜視治療の目的は眼位の矯正とともに良好な両眼視機能を獲得させることにあり，そのために斜視の原因を精査し，眼位の矯正にあたることが重要である．本稿では日常遭遇することの多い遠視性不同視弱視と調節性内斜視を中心に，さらに部分調節性内斜視，先天内斜視に対する眼鏡矯正について自験例を基に概説した．斜視・弱視疾患に対しては，適切な眼鏡矯正と長期管理が必要不可欠である．

はじめに

弱視治療の目的は弱視眼の視力向上とともに良好な両眼視機能を獲得させることにあり，そのために弱視の原因の除去，弱視眼を積極的に使わせること，両眼視の強化が重要である．斜視治療の目的は眼位の矯正とともに良好な両眼視機能を獲得させることにあり，そのために斜視の原因を精査し，眼位の矯正にあたることが重要である．斜視・弱視疾患に対する眼鏡処方，治療方針，治療成績は施設によって必ずしも同一ではない．しかし，適切な眼鏡矯正は必要不可欠で，長期にわたる経過観察も，また必要不可欠である．本稿では日常遭遇することの多い遠視性不同視弱視と調節性内斜視を中心に，さらに部分調節性内斜視，先天内斜視に対する眼鏡矯正について，眼鏡処方と関連の深い屈折変化と合わせて，当科の報告を基に述べることとした．日常診療では眼鏡装用に関して，患児の家族から眼鏡の必要性や長期経過などの質問を受けることがあり，その一助となれば幸いである．

眼鏡処方と治療方針

本特集でも述べられているとおり，眼鏡処方に際しては調節麻痺下屈折検査が不可欠である．

1．遠視性不同視弱視

屈折検査は調節麻痺剤として原則，硫酸アトロピンを使用し，健眼，弱視眼ともに完全屈折矯正眼鏡を処方し，常用を指示する．年齢と視力差に応じて，表1に示すような健眼時間遮閉を行い，遮閉と同時に，10〜15分程度の細字訓練などの近業訓練を指導している[1]．当科では，終日遮閉は行っていないので，それ以外の時間は両眼開放としている．受診の度に眼鏡装用，遮閉などの状況を本人，家族から聴取し，問題がある場合は適宜指導を行う．

2．内斜視に対するプリズム処方の実際[2]

プリズム療法の目的は光学的に眼位を矯正し，両眼の中心窩を刺激することで，日常の両眼視の可能性を引き出すことにある．装用プリズム度の決定に際し，屈折異常の矯正を前提とすることから，全例に硫酸アトロピンを1日3回，7日間点眼して調節麻痺下屈折検査を行い，雲霧法を併用

---

* Shinji MAKINO，〒329-0498 下野市薬師寺3311-1 自治医科大学眼科，学内准教授

表 1. 当科における遮閉方法の目安

年齢		中心固視(+)			中心固視(−)
0〜2歳	斜視(+)	固視交代可 交代遮閉 1 時間	固視交代なんとか可 健眼 2：患眼 1 の遮閉 2 時間	固視交代困難 健眼 4：患眼 1 の遮閉 3〜4 時間	固視交代不可 健眼 4：患眼 1 の遮閉 5〜8 時間
		他の時間は両眼開放＋プリズム眼鏡			
3〜4歳	斜視(−)		視力差 0.3〜0.7 健眼遮閉 2〜3 時間	視力差 0.8〜 健眼遮閉 4〜6 時間	
		他の時間は両眼開放			
	斜視(+)		視力差 0.3〜0.7 健眼遮閉 3〜4 時間	視力差 0.8〜 健眼遮閉 4〜6 時間	偏心固視 終日健眼遮蔽
		他の時間は両眼開放＋プリズム眼鏡			1〜2 時間両眼開放 プリズム眼鏡
5歳〜	斜視(−)		視力差 0.3〜0.7 健眼遮閉 1〜2 時間 細字訓練	視力差 0.8〜 健眼遮閉 3〜5 時間 細字訓練	
		他の時間は両眼開放			
	斜視(+)		健眼遮閉 1〜5 時間 細字訓練 他の時間は両眼開放		

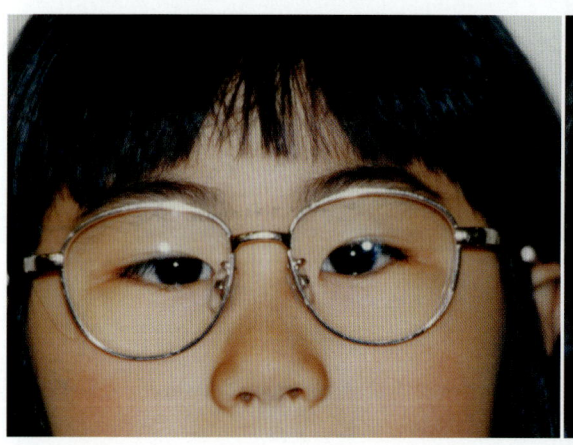

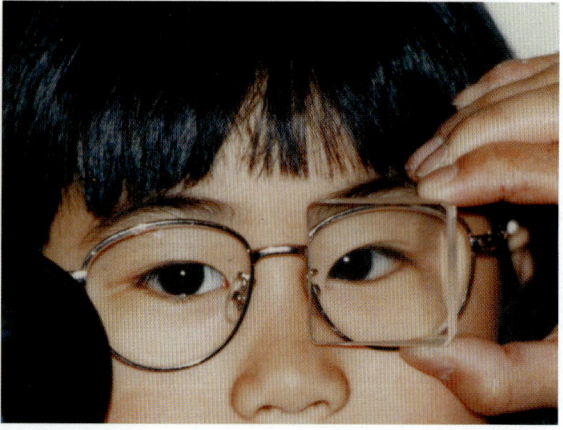

図 1. プリズム度の定量

して遠視が完全矯正できるようにする．装用プリズム度は斜視角を中和する度とし，条件によって斜視角に変動のある場合は斜視角の小さい状態に合わせる．また，視力差のない場合は両眼均等に分けてプリズムを処方し，視力差のある場合は視力の良好な眼により多いプリズム度を処方し，弱視訓練の性格を持たせる．プリズム度の定量は，乳児の場合は角膜反射が瞳孔中心にくるプリズムを眼前に保持し，正位を保っていれば，single prism cover test を行って確認したうえで処方する(図1)．プリズムには眼鏡内に組み込めるプリズムと膜プリズムがあるが，組み込みプリズムで

は通常の場合，両眼で 10〜14 Δ まで，膜プリズムは一般に片眼 30 Δ までは使用可能で，視力，固視の状況で左右眼に振り分けて処方する(図 2-a)．上下偏位を伴っている場合は，水平偏位を矯正するプリズムを装用させ，それだけで上下偏位が潜在化する場合はそのまま水平偏位を中和するプリズム度で処方する．一方，上下偏位が顕性に残存する場合は水平矯正のプリズム度より強いプリズムを斜めに入れて回転させながら，眼位検査を行い中和できるプリズム度を処方する．水平矯正のみの場合と異なり，上下あるいは斜め方向にプリズムを入れた場合は，外見上の不自然さや自覚的

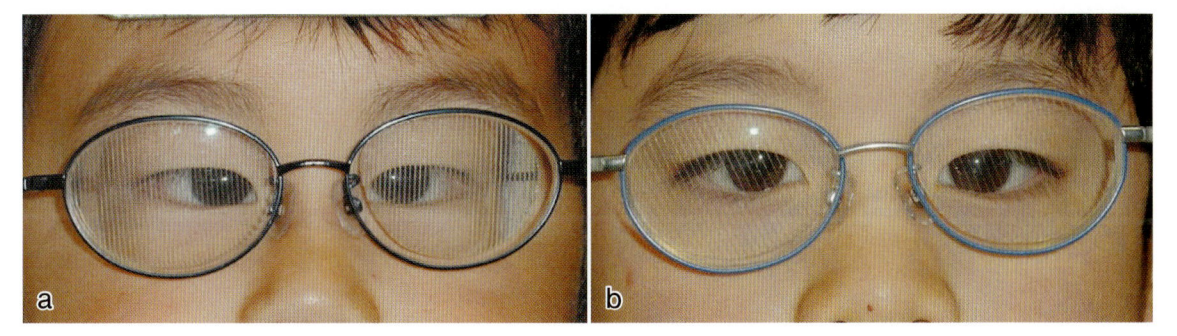

図 2. プリズム眼鏡を装用した状態
a：完全屈折矯正眼鏡に組み込みプリズムとして左右に 5Δ ずつ，フレネル膜プリズムとして左右に 25Δ ずつ，合計 60Δ を装用している．
b：膜プリズムを斜めに処方した症例

な違和感があることを処方前に説明しておく（図2-b）．再診ごとの眼位検査で装用プリズム眼鏡下で正位であれば，5Δ 弱められるかどうか，5Δ を基底内方において確認し，弱めても正位であれば装用プリズム度を減らし，弱めると顕性の内斜視になる場合は現用のプリズム眼鏡を装用させ経過観察する．外斜視になっている場合は装用プリズム度を減らし，内斜視が増加している場合はプリズム度を増やし，過不足を調整する．

遠視性不同視弱視について[3]

等価球面換算 2D 以上の不同視，乱視度 1D 以下，顕性斜視のない 10 歳未満の遠視性不同視弱視 115 例の治療成績を検討した．治療開始年齢は平均 6.4 歳，弱視眼屈折度は +2.0～+11.0D（平均 +6.2D），健眼屈折度は 0～+6.0D（平均 +2.2D），不同視は 2.0～9.0D（平均 4.0D），治療開始時の弱視眼視力は 0.08～0.7 であった．視力 1.0 以上が得られたのは 108 例（93.9％）で，改善に要した期間は 2 か月～3 年 6 か月（平均 1.1 年）で，6 か月以内が 33％，1 年以内が 59％，2 年以内が 86％であった（図 3）．視力 1.0 までの改善に要した期間と弱視眼屈折度，不同視との間には有意な正の相関，弱視眼視力との間に負の相関があった．治療開始時の弱視眼屈折度が大きいほど視力改善に要した期間は長く，弱視眼屈折度 +7.0D 以上では平均 1.4 年，+7.0D 未満では平均 0.9 年であった．治療開始時の不同視が大きいほど視力改善に要した期間は長く，不同視 5.0D 以上では平均 1.3 年，5.0D 未満では平均 1.0 年

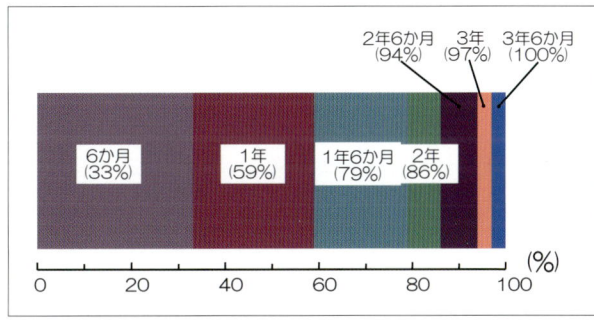

図 3. 遠視性不同視弱視症例．視力 1.0 に改善するまでの期間
装用開始から 6 か月以内に 33％，1 年以内に 59％で視力 1.0 に改善した．

であった．治療開始時の弱視眼視力が低いほど視力改善に要した期間は長く，弱視眼視力 0.3 以上では平均 0.9 年，0.3 未満では平均 1.4 年であった．視力 1.0 が得られなかった 7 例は，治療開始年齢が有意に遅かった．

遠視性不同視弱視の視力予後はよいが，弱視眼屈折度，不同視が大きいもの，弱視眼視力の低いものは，視力改善までに期間を要し，弱視眼屈折度では +7.0D，不同視では 5.0D，弱視眼視力では 0.3 程度が治療開始から 1 年半までに視力 1.0 が得られる大まかな目安と考えられた．経過中に患眼の遠視度が減少し，不同視が小さくなることが多く，適切な眼鏡更新は不可欠である．

調節性内斜視について

1．長期の屈折変化[4]

初診時年齢 10 歳以下で 5 年以上経過観察した調節性内斜視 159 例の長期屈折変化を検討した．

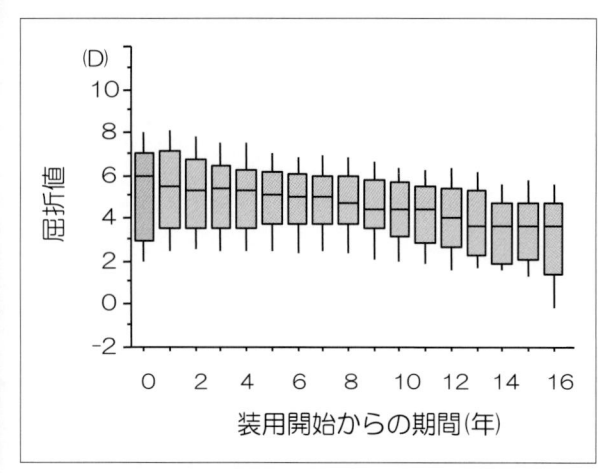

図 4. 調節性内斜視症例．眼鏡装用開始からの屈折値の経年変化
遠視度は経過によって徐々に減少する．

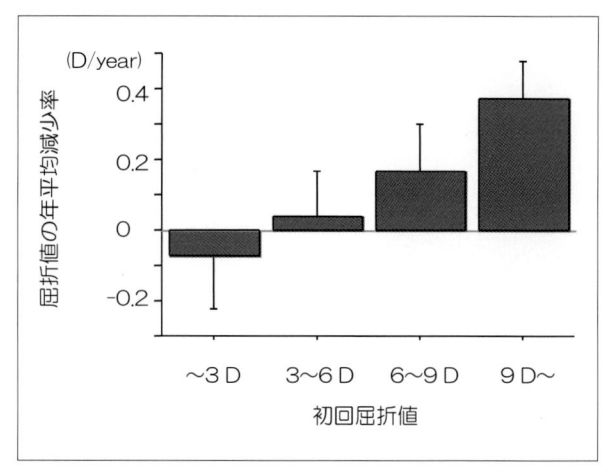

図 5. 調節性内斜視症例．初回屈折値と屈折値の年平均減少率
遠視度が大きなもので，年平均減少率は大きかった．

初回調節麻痺下の屈折値は+5.3Dで，5年後は+4.9D，10年後は+4.4Dと徐々に減少を認め(図4)，屈折値の年平均減少率は0.1D/年程度であった．屈折値の年平均減少率は装用開始年齢と有意な関連はなく，初回遠視度の大きなもので有意に大きかった．初回屈折値+3D未満の症例では，10年間で0.8Dの増加がみられた．+3D以上+6D未満の症例では，5年間で0.3D増加した後，10年間では0.3D減少していた．+6D以上+9D未満では，10年間で1.8D減少した．+9D以上の症例では，10年間で3.6Dと大きく減少していた．初回屈折値と装用開始から10年間の屈折値の年平均減少率の間には有意な正の相関があり，遠視度が大きなもので，年平均減少率も大きかった(図5)．経過観察中に眼鏡装用が中止できた症例は5例(3.0%)で，その時期は装用開始から平均11年5か月後であった．

経過中に屈折度は減少傾向にはあるものの，初回屈折値の小さいものでなかには増加する症例もあり，初回検査時の遠視の低矯正，遠視度そのものが増加する，調節麻痺効果が不完全で潜伏遠視が検出されず，その後に顕性化することなどを考慮して，長期管理することが大切である．

2．眼位変化と屈折変化[5)6)]

調節性内斜視では，経過中に部分調節性内斜視に移行するもの，その逆に外斜視に移行するものがある．調節性内斜視の経過中に外斜視に移行した25例(外斜視群)を，正位のまま経過観察されている159例(正位群)と比較検討した．初診時年齢は外斜視に移行した調節性内斜視では平均2.6歳で，正位群の平均4.0歳と比較して有意に低かった．屈折値の年平均減少率と外斜視への移行時期には負の相関があり，外斜視群の外斜視に移行するまでの屈折値の年平均減少率は平均0.11D/年，正位群では平均0.08D/年で，外斜視群でやや大きい傾向にあった．初診時年齢が低く，初回調節麻痺下屈折値が大きく，初診からある程度の期間の屈折値の年平均減少率が大きい症例では，特に外斜視への移行を注意する必要がある．また，調節性内斜視59例を対象とした報告で，部分調節性内斜視に移行したのは9例，外斜視へ移行したのは6例みられ，初回屈折値は正位を維持していたものが平均+6.5Dであったのに対し，外斜視に移行したもので平均+7.5Dと大きく，部分調節性内斜視に移行したもので平均+5.1Dと小さい傾向であった．

内斜視の屈折変化[6)]

1．内斜視の種類による屈折変化

少なくとも3年以上経過観察できた乳児内斜視49例，調節性内斜視59例，部分調節性内斜視86例を対象に長期屈折変化と眼位の経過を検討した．初回調節麻痺下の屈折値は，乳児内斜視で平均+2.7D，調節性内斜視で平均+6.3D，部分

調節性内斜視で平均+3.8Dで3群間に有意差があった．乳児内斜視では初回調節麻痺下から3年後の屈折値は，平均+2.7D，5年後は平均+2.6D，10年後は平均+1.6Dであった．調節性内斜視では，3年後は平均+5.5D，5年後は平均+5.3D，10年後は平均+4.1Dであった．部分調節性内斜視では，3年後は平均+4.0D，5年後は平均+3.7D，10年後は平均+2.7Dであった．10年間で，乳児内斜視は1.2D，調節性内斜視は2.2D，部分調節性内斜視は1.1D減少し，調節性内斜視での変化が大きかった．

2．部分調節性内斜視の眼位変化と屈折変化

部分調節性内斜視において，前述した調節性内斜視と同様に屈折変化を検討すると，初回屈折値が+6.0D以上の群で有意に大きかった．部分調節性内斜視86例中，経過中に外斜視へ移行したものが11例みられ，それらの推定発症月齢は平均15.1か月で，移行していないものの平均22.1か月と比較して有意に低かった．また，初回屈折値は外斜視に移行したもので平均+5.7D，移行していないもので平均+3.6Dで，外斜視に移行したもので有意に大きかった．部分調節性内斜視では発症年齢が低く，初回屈折値の大きい症例では調節性内斜視の結果と同様に外斜視への移行を考慮する必要がある．

3．最高屈折度を示す時期

遠視度に注目すると，部分調節性内斜視において，眼鏡装用開始時期に最も遠視度が強かったものが24例(28%)で，装用から1年後に最高度を示したものが16例(19%)，2年後が16例(19%)，3年後が13例(15%)，4年後，5年後が各々7例(8%)であった．

経過とともに遠視度は減少傾向にあるものの，なかには一時的に増加する症例もあり，適切な眼鏡矯正が重要である．また，発症年齢が低いものでは，眼位の変動がみられることに留意して，長期的な屈折変化にも着目して経過観察することが大切である．

先天内斜視に対するプリズム治療[7)8)]

先天内斜視に対しては眼位未矯正期間の短縮が両眼視機能獲得のために重要である．当科では先天内斜視に対して手術までの間，完全屈折矯正を行ったうえで，眼位を中和するプリズム眼鏡を受診後早期から装用させ，両眼視機能獲得の機会を与えてから手術を行い，術後の残余斜視に対しても眼位を中和するプリズム眼鏡を装用させている．初診時年齢3歳以下の先天内斜視163例を対象に報告した概要を述べる．初診時月齢は平均13.6か月で，6か月以内の受診が41例(25.2%)，12か月までが100例(61.4%)であった．初診時斜視角は平均49.3Δ，初回調節麻痺下の屈折値は平均+2.7D，手術は115例に施行した(手術時月齢平均33.7か月)．

1．プリズム眼鏡の装用状況

プリズム眼鏡を装用させた症例は163例中155例(95.1%)で，装用開始月齢は平均17.7か月で，6か月以内に装用を開始したものは15例(9.7%)，6〜12か月以内が43例(27.7%)であった．プリズム眼鏡の装用が困難で，処方から1年以内に手術を行った症例は18例(11.0%)あった．

2．プリズム装用後の斜視角変化

プリズム眼鏡装用後の斜視角は，78Δの減少〜30Δの増加(平均16.8Δの減少)で，20Δ以上の減少も57例(36.8%)にみられた．プリズム眼鏡の装用開始から3年目までの斜視角変化は，1年目で7.7±9.8Δ，2年目で8.3±9.7Δ，3年目で4.3±7.3Δの減少がみられ，プリズム眼鏡装用から2年間は平均で8Δ前後の減少がみられることが分かった．

3．プリズム眼鏡の装用が困難な症例

眼鏡装用が困難な症例における初診時斜視角は平均58.6Δと装用良好な症例より有意に大きかった．プリズム眼鏡装用により斜視角が減少する症例はあるが，初診時斜視角が60Δを超えるような症例でプリズム眼鏡装用が困難であれば，手術を先行して，残余斜視に対してプリズム眼鏡

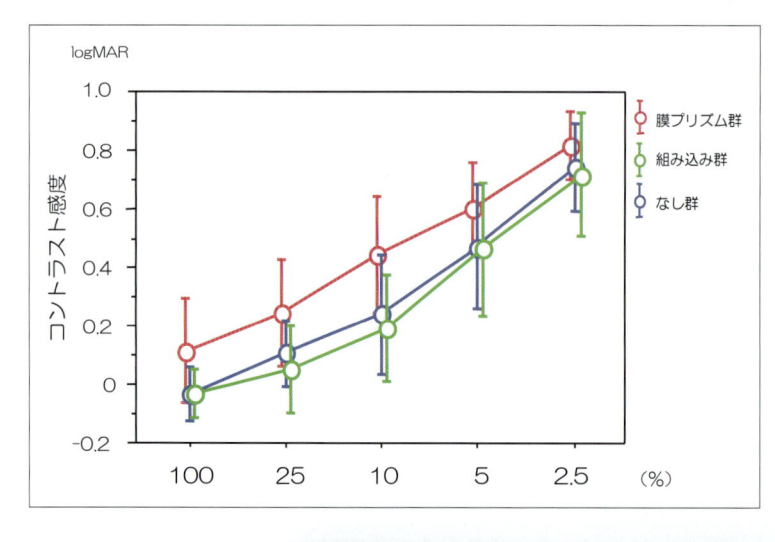

図 6.
プリズムなし，検眼用プリズムレンズ，膜プリズムを装用したコントラスト感度
装用なし群と組み込み群では有意差はなかったが，膜プリズム群では有意に低下した．

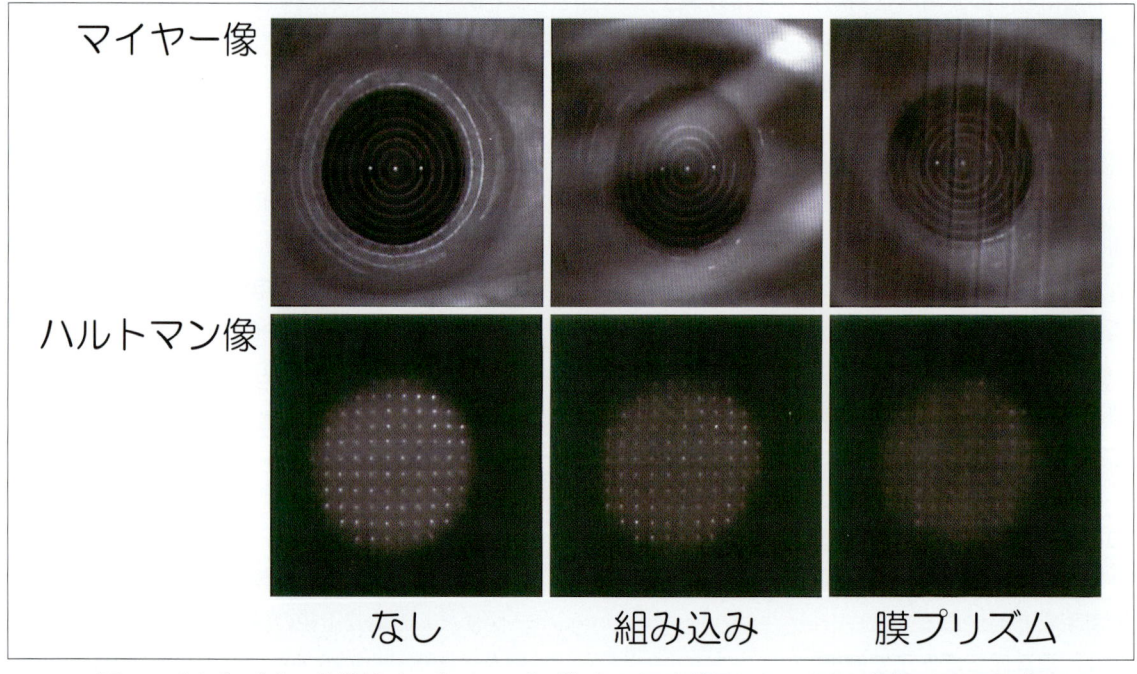

図 7. プリズムなし，検眼用プリズムレンズ，膜プリズムを装用したマイヤー像とハルトマン像
組み込み群，膜プリズム群のマイヤー像はプリズムレンズの反射のため，リングが完全に映っていない．膜プリズム群ではプリズムが重なる部分の縦の線も明瞭に確認される．ハルトマン像はなし群と比べ，組み込み群，膜プリズム群では輝度が低くぼやけているのが分かる．

で眼位矯正することも考慮している．

4．プリズム治療後の視力

最終観察時（平均 15.5 歳）の視力は，両眼とも 1.2 以上が 137 例（84.0%），1.0 以上は 151 例（92.6%）であった．1.0 未満は 12 例（7.4%）で，その原因は強度の乱視や不同視などの屈折異常，交代性上斜位・潜伏眼振などであった．これらの症例で視力不良眼に膜プリズムを装用しているものはなく，膜プリズムを装用している他眼の視力は良好に獲得されていることから，プリズム眼鏡装用が視力発達に不利益になっていなかった．

先天内斜視は早期の受診，早期の診断はもとより，眼位未矯正期間の短縮のためにプリズム眼鏡装用，もしくは手術により眼位矯正を行うことが重要である．さらに，術後の残余斜視に対してもその矯正が大切である．先天内斜視に対するプリズム療法は，患者・家族への選択肢を広げる意味でも有用で，プリズム眼鏡の常用を促すためには，

患者・家族へのプリズム療法の目的と重要性の説明と働きかけが大切である．

プリズムと視機能[9]

正常者20例を対象に，プリズム非装用下（装用なし群），8Δ検眼用プリズム装用下（組み込み群），8Δフレネル膜トライアルレンズ装用下（膜プリズム群）の視力，コントラスト感度を測定した．視力（logMAR）は装用なし群の−0.08±0.0に比較すると，組み込み群では−0.07±0.02，膜プリズム群では0.04±0.10と有意に低下した．コントラスト感度は装用なし群と組み込み群では有意差はなかったが，膜プリズム群では有意に低下した（図6）．マイヤー像とハルトマン像を図7に示すが，なし群と比較して，組み込み群，膜プリズム群では不鮮明で，輝度の低下がみられた．組み込みプリズムは光を基底方向に曲げるだけで視界を遮るものがないため視力低下は起こらないが，膜プリズムでは，小型プリズムの集合よりなる膜プリズムの線条部分が光を通しにくく，眼に入る光量が少なく，また形状による不透明さが関係していると思われた．この検討から，眼鏡内に組み込み可能な8Δまでの組み込みプリズムでは，同じ度の膜プリズムに比べ，視機能への影響は少ないことが推測され，眼鏡内に組み込めるプリズム度数であれば組み込みレンズにすることにより，また大角度の斜視に対しても膜プリズムを処方する際に，ある程度眼鏡内に組み込んで膜プリズムの度数を減らすことで，視機能への影響は軽減できるものと考えている．

おわりに

斜視・弱視疾患に対しては，適切な眼鏡処方，眼鏡の常用が極めて重要である．患者，家族に対しては眼鏡の重要性，経過観察の必要性とともに，今後想定される経過について説明しておくことが治療に対するコンプライアンスを向上させるために大切である．その際，眼鏡のフィッティングを含めた装用状態の確認，プリズム眼鏡の場合，同じ度であっても矯正レンズの収差や，眼鏡の傷，膜プリズムの経時的変化による劣化が視機能に影響することも考えられるため，受診ごとに装用眼鏡を確認することも重要である．膜プリズムの実践的な取り扱いについては内海氏の文献[10]を参考にされたい．

文献

1) 山本裕子：弱視の視能矯正訓練．あたらしい眼科，5：999-1005，1998．
   Summary 弱視に対する視能矯正について遮閉法，訓練に際する注意事項が解説されている．
2) 山本裕子：視能矯正法としてのプリズム眼鏡．あたらしい眼科，8：1893-1899，1991．
   Summary プリズム処方に際する実践的内容が多くの写真とともに解説されている．
3) 坂庭敦子，牧野伸二，酒井理恵子ほか：自治医大における遠視性不同視弱視の治療成績．日視会誌，32：103-108，2003．
4) 保沢こずえ，牧野伸二，近藤玲子ほか：調節性内斜視における長期の屈折変化．眼臨紀，1：253-259，2008．
5) 保沢こずえ，牧野伸二，近藤玲子ほか：外斜視に移行した調節性内斜視の検討．眼臨紀，1：747-751，2008．
6) 伊藤華江：屈折と内斜視．日視会誌，42：21-33，2013．
7) 牧野伸二：乳児内斜視に対する超早期治療 非観血治療．眼臨，100：26-34，2006．
8) 牧野伸二：先天内斜視の治療 プリズム療法の可能性．眼科，51：1609-1616，2009．
   Summary 先天内斜視に対するプリズム療法の総括を解説した．
9) 伊藤華江，保沢こずえ，牧野伸二ほか：組み込みプリズムと膜プリズムの視機能の比較．日視会誌，38：191-196，2009．
10) 内海 隆：膜プリズムの実践と基礎知識．眼臨紀，6：35-44，2013．
    Summary 膜プリズム処方の実践的内容が多くの写真とともに解説されている．

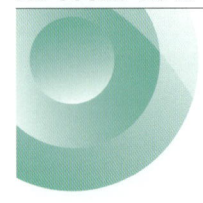

◎特集／ポイント解説 眼鏡処方の実際

ロービジョンと眼鏡処方

守本典子*

Key Words： ロービジョン（low vision），拡大鏡（magnifier, magnifyng lens），単眼鏡（telescope, monocle），遮光眼鏡（absorptive lenses, filter glasses），補装具（assistive device）

Abstract：ロービジョン者は，屈折矯正や調節補正をしても視力が十分に出ず，他覚的検査が不正確であったり，自覚的検査も反応が鈍かったりと，眼鏡処方の難しいことが多い．許容誤差を考慮した検査と選定の工夫を述べる．加えて，さまざまな視覚補助具が必要なことが多いため，それらの特徴を知り，個々に合った眼鏡の装用を勧める．複視，羞明，コントラスト感度低下，中心暗点，視野狭窄などへの対応も知っておきたい．また，身体障害者手帳取得者には福祉制度を利用した経済的負担の軽減を図る．見えにくさを抱えているからこそ，少しでもきれいに，楽に見える方法を提示したいものである．

はじめに

ここでは，ロービジョン者に拡大を目的としない通常の眼鏡を合わせる場合，拡大を意図する場合，拡大用の補助具と併用する場合の3とおりに分け，また遠方視用と近方視用を区別して解説し，ほかに重要と思われる話題を加えた．

遠方視用の屈折矯正眼鏡

基本的には通常と同じ要領で，他覚的屈折検査を参考に，レンズ交換で自覚的に最良の度数を決定する．原則どおり，同じ距離であれば最もプラス寄りを選択するが，ロービジョン者は遠くに合わせても見えるものが少ないという理由で，目標を近めにすることが増える．

また，眼疾患があると検影法を試みても他覚的に正確な値が得られないことがあり，矯正視力0.1未満では許容誤差が大きいため，自覚的にも選ぶのが難しいことが多い（許容度数＝0.07/視力）[1]．比べるレンズを差の大きなものから始め，違いの分かる両端の閾値から許容範囲の中央値を選ぶなどして，屈折異常を極力，残さないようにする．

この際，5 mのランドルト環ばかりでなく，大きな掛け時計など見やすい視標を利用したり，視標との距離を短くしたりして，優劣を判断しやすくする（距離を変えた場合は調節に配慮する）．

こうして得られた屈折異常は，視力値が変わらなくても自覚的によければ矯正すべきである．後述のごとく，拡大用の補助具を使用する際には特に重要となる．処方にあたっては乱視を厳密に矯正し，用途に合った距離に球面度数を調整する．

なお，視力不良眼が良好眼の見え方を邪魔する場合（これは元の優位眼のほうが悪くなった例で生じやすく，優位眼が視力良好眼に変わると解消することが多い），および手術やプリズムで解決しない両眼性複視がある場合，近見では視力不良眼（斜視では非優位眼）の遮閉を勧めるが，遠見で特に非遮閉眼の鼻側の視野が狭い場合は，移動時の安全確保の観点から注意を要する．遮閉は自然な外観になるよう左右の色を合わせた東海光学

---

* Noriko MORIMOTO, 〒700-8558 岡山市北区鹿田町2-5-1 岡山大学大学院医歯薬学総合研究科眼科学

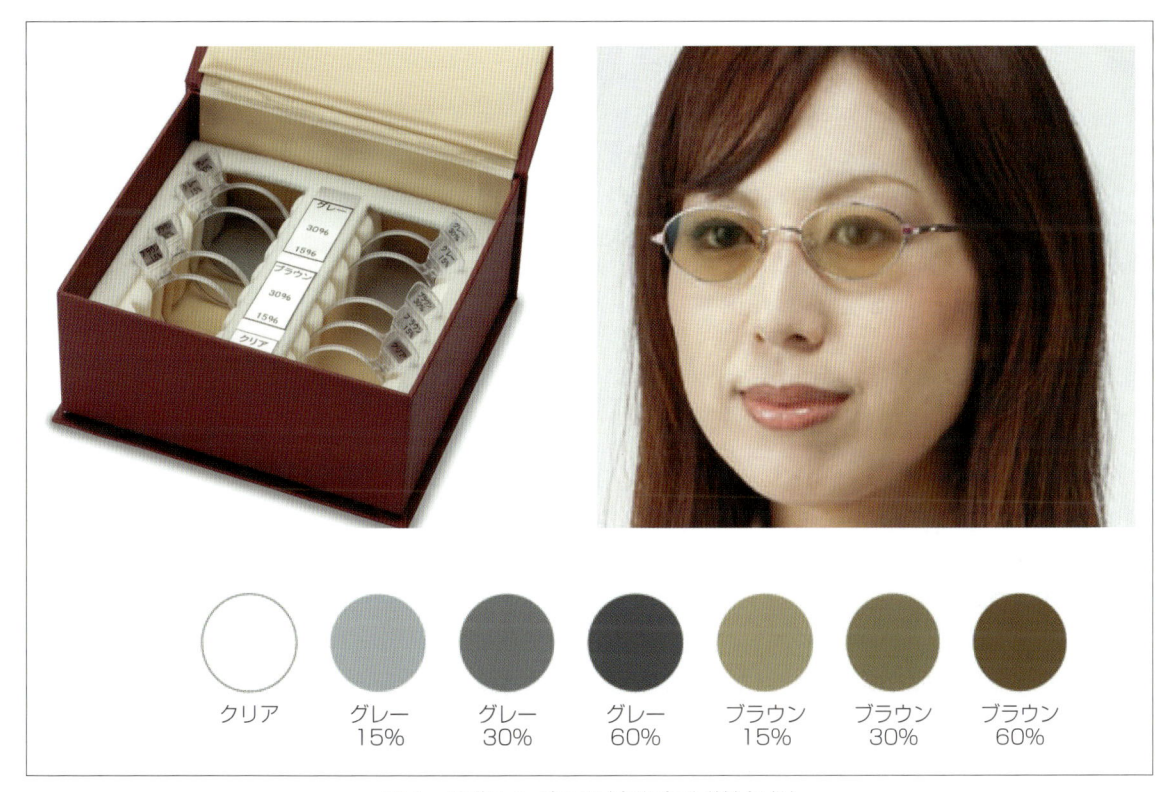

図 1. 遮蔽レンズの例(東海光学(株)提供)

東海光学(株)製 OCLUA(オクルア)のトライアルセットと左眼を 30％ブラウンで遮蔽した例(右眼レンズは色合わせ)で,下左端のようにクリアレンズもある.これら 7 色のほかアリアーテカラーにも対応できる.従来の遮蔽眼のみに施されていた目立つ遮蔽膜やすりガラス(つや消し)加工に比べ,両眼のバランスに配慮した自然な外観から好まれている.

(株)の OCLUA(オクルア)(図 1)が心理面に配慮された点で優れている.選定にあたっては,好みのみならず,非遮閉眼もロービジョンであることから,その眼の見え方のよいものを選択するのがよい(遮閉効果はほとんど変わらない).トライアルセットの設置を勧める.

また,羞明をきたしている場合は遮光することで見え方が改善することが多い[2].視力検査時にも遮光したほうがレンズを選びやすく,視力も向上することがある.しかし,患者自らが羞明を訴えることは少ないため,全例で遮光レンズを試すくらいがよく,問診も欠かせない.各眼科に遮光レンズのトライアル(図 2)[2]が一式以上あることが望まれる.

このように,視力が低く,レンズへの反応が悪く,矯正の効果が少ないように思えても,ロービジョンであるからこそ,少しでもよい見え方を提示できるようにしたい.

近方視用の屈折矯正・調節補正眼鏡

ロービジョン者は 30 cm 前後に合わせた近用眼鏡では通常大の文字が読めないことが多いが,字を書く場合や拡大読書器,拡大したパソコン画面・タブレット端末などを見る場合には,視距離に合わせた近用眼鏡を処方する.後述する拡大用補助具の使用時にも,近用眼鏡との併用が有利なものがある.

遮閉については上述したが,遮閉するか否かは,開放と遮閉を比べたり,レンズへの反応を確認したりして,見え方の変化および優劣から決める.

50 cm〜1 m に合わせた中間視用眼鏡は,料理しやすかったり,対話する人の顔が見やすかったりと,重宝することがある.

室内でも羞明があったり,画面や紙面からの反射がまぶしかったりする場合は,遮光レンズを試す.

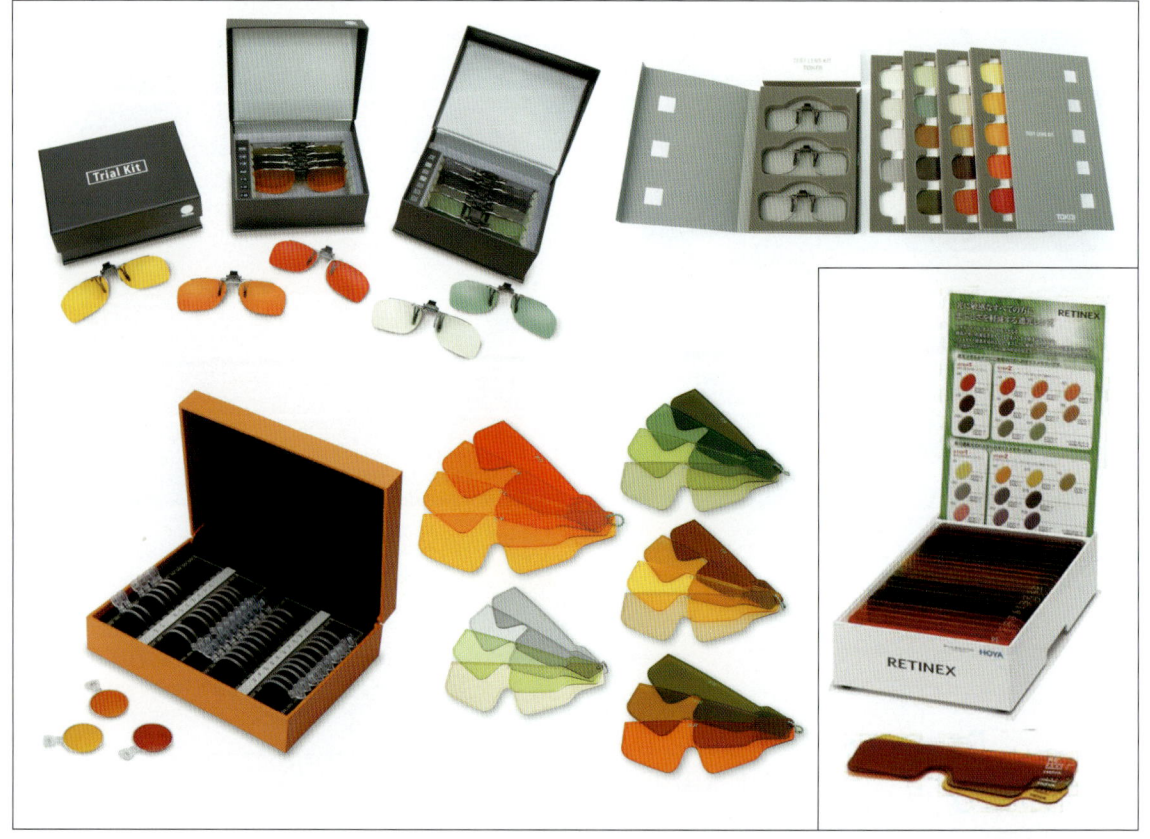

図 2. 遮光レンズのトライアルセット（文献 2 より転載）
東海光学(株)が 19 色の前掛け式製品（左上），前掛け枠にはめるタイプ（右上），検眼レンズ枠に入れるタイプ（左下），広めの板状タイプ（下中央）4 種のトライアルキットと，正円 1 つ玉の偏光レンズトライアル 3 種を，HOYA(株)が 21 色の前掛け式製品とカラーサンプル（右下）を販売している．

拡大目的で視距離を短縮した眼鏡（ロービジョンエイドでは後出の「眼鏡式拡大鏡」に入る）

ロービジョン者は，文字の拡大提示に頼れない場合，光学的補助具を用いて拡大像を得ることが多いが，専用の補助具を用いず，近用眼鏡の球面度数を上げて視対象を近づけることによって拡大する方法[3〜8]が，身近で簡便である．視距離が半分になれば 2 倍，1/3 になれば 3 倍大きく見えるため，視距離（厳密には眼と対象物との距離を作業距離，レンズの先端と対象物との距離を作業空間と呼ぶ）が短くなる使いにくさはあるが，一般のどの眼科でもできるので，低倍率でよい場合は試してみるとよい．「至近距離用眼鏡」，「ハイパワープラスレンズ眼鏡」などと呼ばれ，比較的広い視野で，両手の空く拡大鏡として重宝されることがある．

両眼視する場合は視距離が短くなると大きな輻湊が必要となるため，およそ +6〜+12 D では[加入度数(D)+2]Δ[4]のプリズムを基底内方に入れるか，レンズを偏心する．およそ +12 D を超す場合は単眼視とするほか，視力に左右差があって両眼視すると優位眼の像が劣化する場合と，斜視のために複視を生じる場合も単眼視になる（必要に応じて遮閉する）．

重くならないように小さくて薄い非球面レンズを眼鏡レンズに貼りつける製品（図 3）や，元からプリズムを組み込んだ製品，回折を利用してプリズム効果を出した製品（図 4）なども出ている（ただし後 2 者では乱視が残る）．

拡大用の補助具を使用する際の眼鏡

ここでは拡大像を得る目的の光学的補助具の特徴と，それを用いる際の眼鏡について述べる．

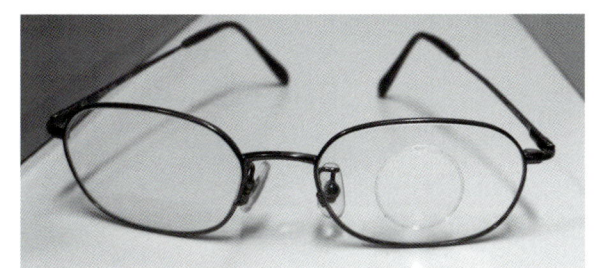

図 3. 小型の高屈折率レンズを貼り付けた至近距離用眼鏡
アメリカユニビジョン社製のユニ・ビジョン（+8〜+40 D）．

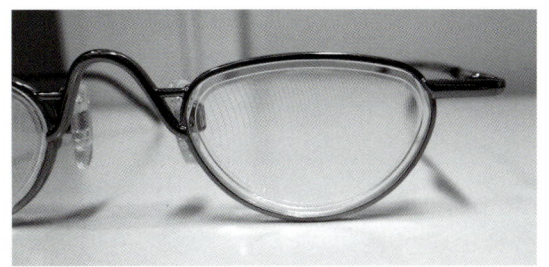

図 4. 回折によるプリズム作用を入れた至近距離用眼鏡
ESCHENBACH 製のノーヴェス・ヴィノで，回折レンズのためほぼ平らなことから，［加入度数（D）+1］Δ の 4〜10 D/5〜11 Δ がある（PD の影響を受けない）．

通常の眼鏡処方では焦点合わせが主目的であり，視対象の種類に関わらず視距離に合わせるが，ロービジョン者ではこれに加えて「見える（読める・書ける）ようにする」ために何倍の拡大が必要かが問題となる．このため，代表的な対象物ごとに必要な視力の目安が示されたり[8]，さまざまな印刷物の文字サイズが調べられたり[9]しているが，使用頻度の高い物と特殊な物は実物での試用が望ましい．許容できる方法を駆使するため，対象によって倍率の違う補助具を要したり，視距離を調整したり，補助具に合った眼鏡が複数必要になったりする．既に通常の遠用あるいは近用眼鏡を持っているのに，それだけではよく見えないからと放置していることがあるので，それらの確認もする．

以下，補助具の種類別にポイントを記すが，共通点として，乱視を残すとボケた像の拡大となるため，極力，眼鏡装用あるいは組み込みをして矯正する．また，拡大鏡の倍率表示は統一されておらず，実際の倍率はレンズ度数と使用時の作業距離，作業空間，屈折異常（の残り）および調節状態などで決まり，用い方によって変わる[10]．基本的には，実測したレンズ度数を 4 で割った数値が，それを 25 cm で見たときに比した倍率と考える．

なお，遠方を拡大できる光学的補助具は単眼鏡（あるいはこの仕組みを利用した 2 枚レンズ）のみであるが，非光学的補助具として拡大読書器やタブレット端末などが遠方視にも利用されることがある．

1．手持ち式拡大鏡（図 5）

遠用眼鏡を装用して用いるのが基本である．対

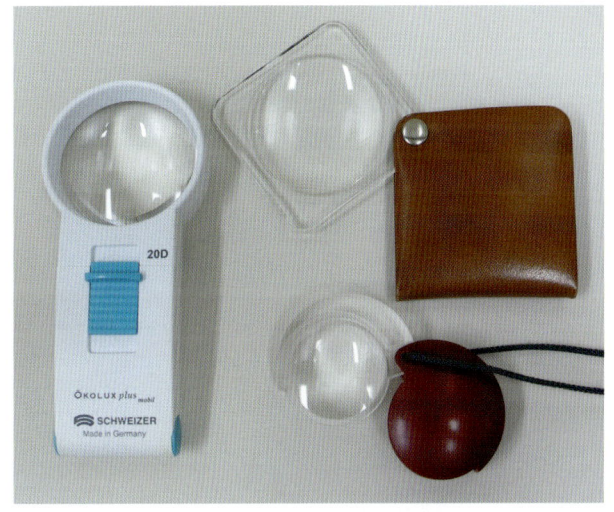

図 5．手持ち式拡大鏡の例
左は SCHWEIZER 製のエコルクスプラスモビール（ライト付き），右は ESCHENBACH 製のハンディルーペ（上）とモビレント（下）

象物をレンズの焦点距離に置くと，眼へは平行光線が届くので，どの位置からでも調節力が不要となり，広範囲を見るために眼をレンズに近づけることができる．遠用眼鏡のままピントの合った拡大像が楽に広く見えるため，人気が高い．

近視や遠視が残っても，対象物を焦点より近くに置いても，乱視がなければ距離を調整することによってピントを合わせられるが，位置が固定されたり，見える範囲が狭くなったり，歪んだり，倍率が下がったりする（逆に倍率を上げる組み合わせはあるが，用い方に制限がある）．

手芸用に首から紐でぶら下げて胸で支えるタイプもある．

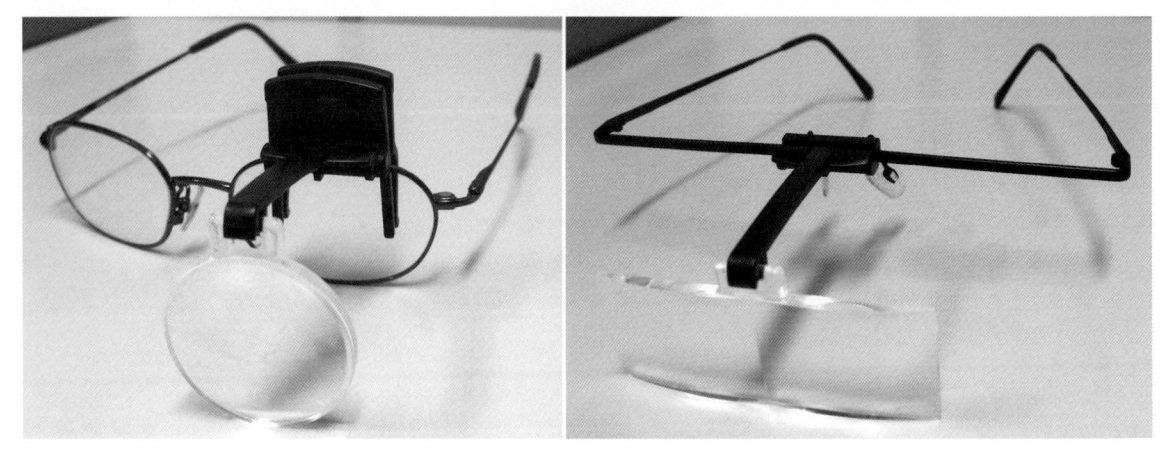

図 6. 眼鏡式拡大鏡の例
ESCHENBACH 製のラボ・クリップ(左)とラボ・フレーム(右)

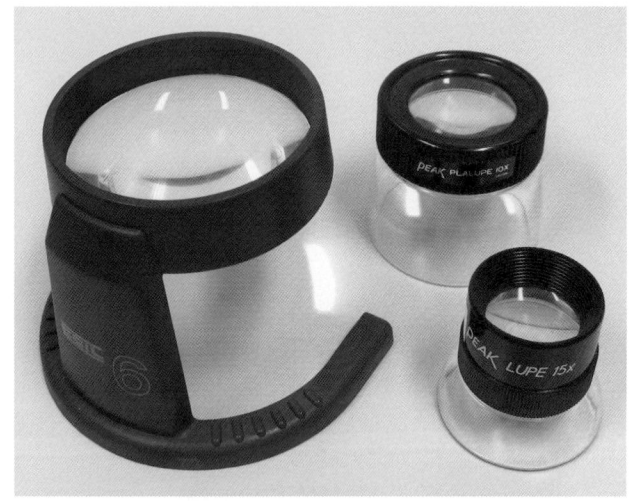

図 7. スタンド式拡大鏡の例
左は COIL 製の据え置き型ルーペ,右は PEAK 製のピークルーペ

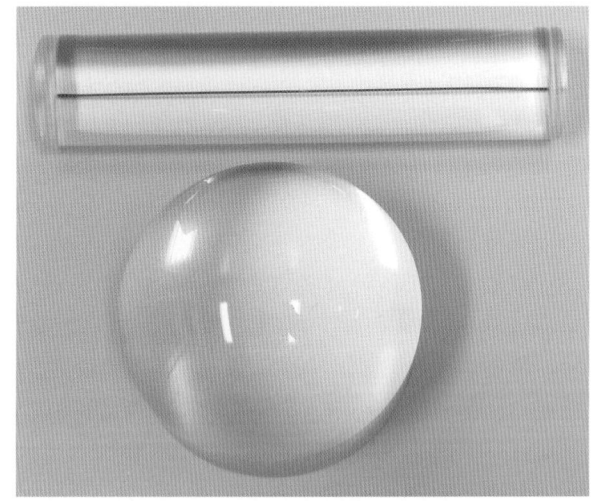

図 8. スタンプ式拡大鏡の例
ESCHENBACH 製のバールーペ(上)とデスクトップルーペ(下)

2. 眼鏡式拡大鏡(図6)

前出の「拡大目的で視距離を短縮した眼鏡」のほか,プラスのレンズを眼鏡にクリップで留め,柄の長さだけ前へ垂らすクリップオンタイプや,屈折矯正を要しない場合にフレームのみで同位置に固定するフレーム支持タイプがある.両手を空けられ,至近距離に合わせた眼鏡より視距離を長くとって高倍率が得られるため,書字に使いやすい.視界が狭く,視線を変えるとレンズから外れるため,顔全体を動かしたり,視対象のほうを動かしたりするが,レンズ周辺から,あるいはレンズを跳ね上げると遠方が見える利点もある.

3. 卓上式拡大鏡

a) スタンド式拡大鏡(図7)

プラスレンズを台に載せたタイプで,多くは台の足の長さがレンズの焦点距離より短めに作ってあるため,-1〜-3Dの近視を残す,1〜3D程度の調節力を使う,+1〜+3Dを付加した眼鏡を装用する,のいずれかを要する.近用眼鏡装用時には合いやすいが,遠視が残っている場合はレンズを持ち上げる必要があり,近視は多く残ると足が長過ぎて使えない.低倍率ではレンズを前傾できるものがある.適切な眼鏡さえ併用すれば,レンズ保持の難しい小児や手の不自由な高齢者に重宝することがある.電気スタンドのようなタイ

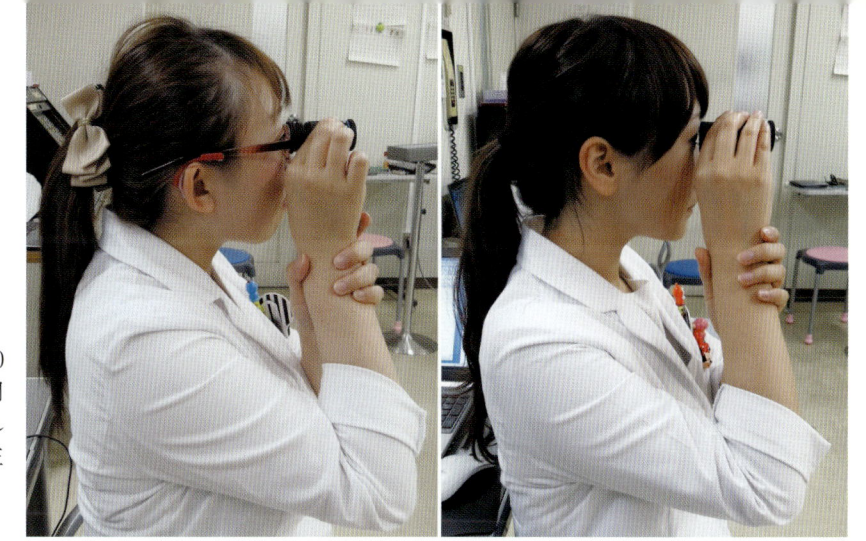

図 9.
単眼鏡（遠方視利用）
左は矯正眼鏡装用のため，図 10 左上のように対物レンズと眼の間のゴム部を折り返して近づけられるようにしている．右は図 11 左下の上端の状態で用いている．

図 10.
単眼鏡の遠方視利用の例
左上は NEITZ 製のポケビュー PK でケプラー式・焦点調節式・手持ち式．ほかは ESCHENBACH 製の掛け眼鏡式で，接眼レンズ部分に矯正レンズを入れられる．右上はガリレオシステム（単眼使用可），左下はハイブリッド・ガリレオシステムでいずれも単焦点．右下はテレ・メッドで焦点の微調節ができるケプラー式（単眼使用可）．

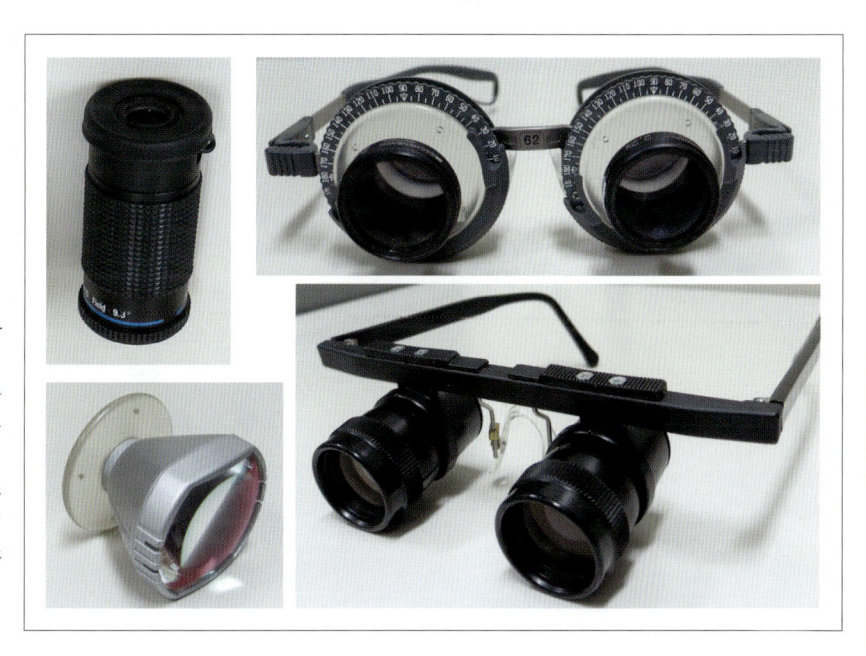

プではネック部の調節で高さ（と位置）を変えられて便利である．

　b）スタンプ式拡大鏡（図 8）

　対物面が平面で接眼面がドーム状をした，視対象（紙面）の上に直に載せて見るレンズで，拡大された虚像が紙面より若干遠く奥に見えるため，近視がなく調節力もない場合は視距離に合った近用眼鏡の装用を要する．小児の拡大鏡導入に使いやすい．

　4．単眼鏡

　単眼鏡は，2 枚のレンズを組み合わせて，入射した平行光線を平行光線として射出する無焦点の光学的補助具で，遠見に矯正された状態で用いる

のが基本である[5)6)]．対物レンズ，接眼レンズともプラスレンズのケプラー式と，前者がプラス，後者がマイナスのガリレオ式があり，ケプラー式のほうが大型で，比較的倍率が高く，明るく鮮明である．単眼鏡使用時に近眼を残すと，ケプラー式では倍率が高くなり，ガリレオ式では下がる．遠視ではこれが逆になる．いずれも両眼に用いることができる．

　上述したように，単眼鏡を手に持つ場合は，遠用眼鏡で屈折矯正する（図 9）．単眼鏡を眼鏡レンズに組み込んだり，同位置に設置したりしたタイプでも，眼鏡店で矯正度数を入れられるものが多い（図 10）．焦点調節式のものが近くにも合うほ

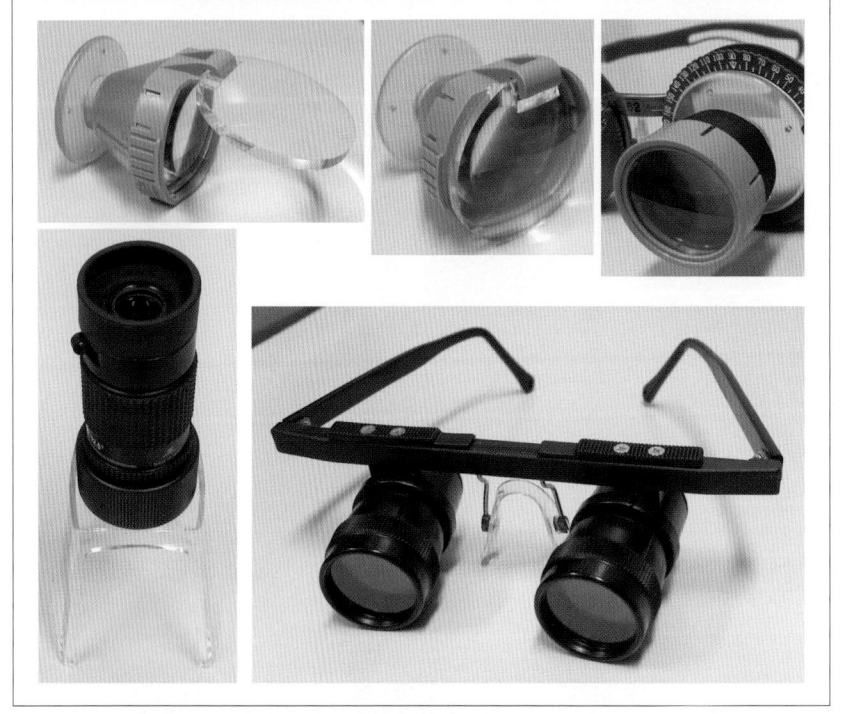

図 11.
単眼鏡の近方視利用の例
上段と左下は図 10 の製品に近用キャップを付けたもので，左上は跳ね上げることができる．左下はキャップの先端に焦点が合うため，視対象に着けて見る．右下のリド・メッドは図 10 の近用タイプで，視線を寄せてある．

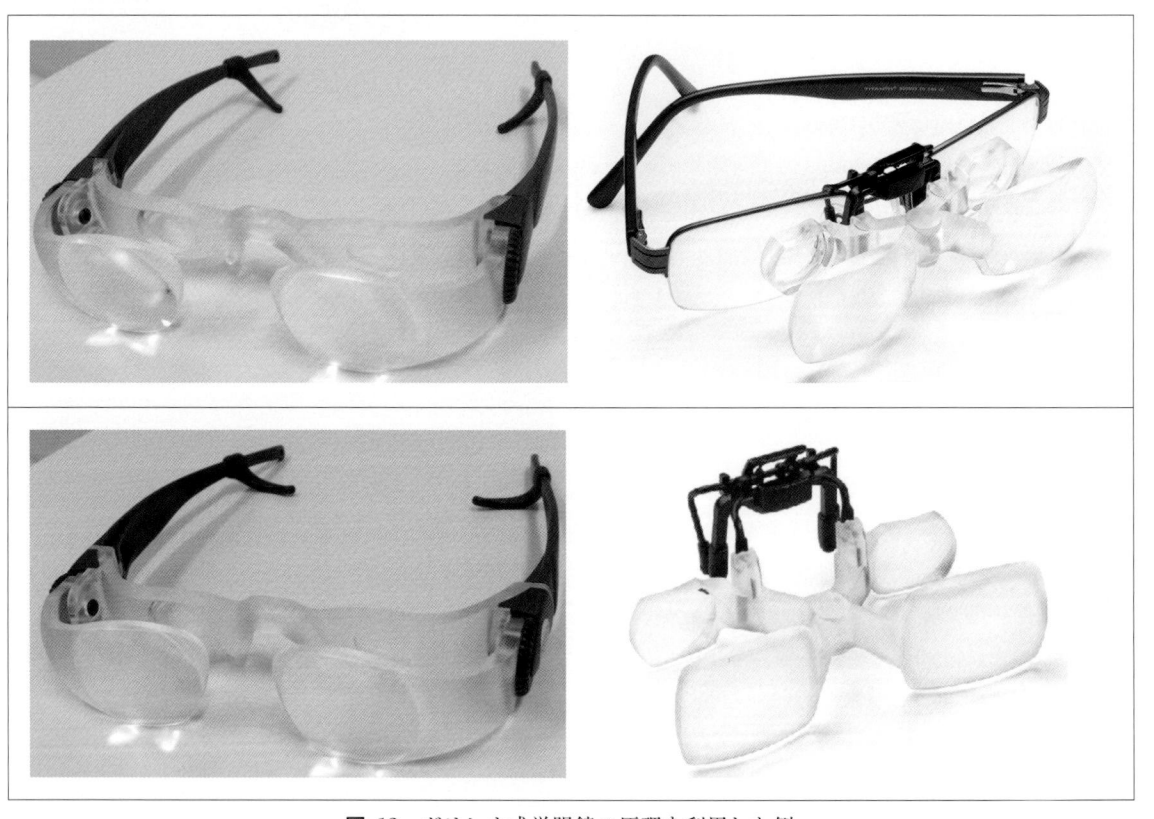

図 12．ガリレオ式単眼鏡の原理を利用した例
ESCHENBACH 製の MAX TV(上：遠用)と MAX detail(下：近用)で，各々に眼鏡タイプ(左)とクリップオンタイプ(右)がある．

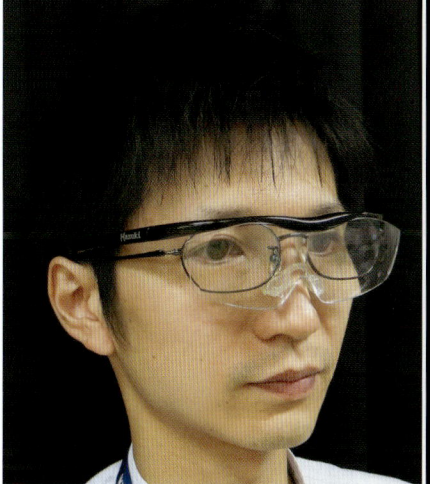

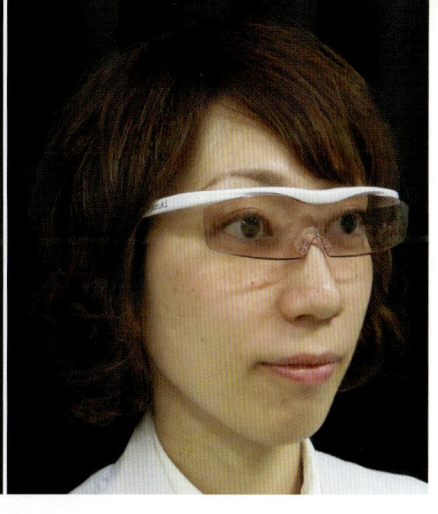

図 13.
角膜頂点間距離を長く設計したプラス眼鏡の例
神田通信工業(株)製のハズキルーペで、左のように矯正眼鏡との2重掛けもできる。右のようにブルーライトカット製品もある。

か，近く専用のもの，遠用の対物レンズの先に近用キャップを付けるものなどが近方視に使える(図11).

単眼鏡は拡大鏡に比べて視界が狭いこと，外観が目立つこと，概して高価なことなどの理由から好まれにくいが，遠方を拡大する補助具として有用で，近方も高倍率を得られる割に視距離がとれることから愛用されることがある．なお，身体障害者手帳取得者は弱視眼鏡として補装具申請できる(1枚レンズの拡大鏡は通常，対象とならない).

レンズ2枚を筒内ではなくガリレオ式に並べた眼鏡タイプとクリップオンタイプの製品があり(図12)，通常は上記補装具申請が可能である．眼鏡タイプは屈折矯正できないが，調節できる焦点距離が幅広い．クリップオンタイプは重くなるが，跳ね上げられる利点がある．

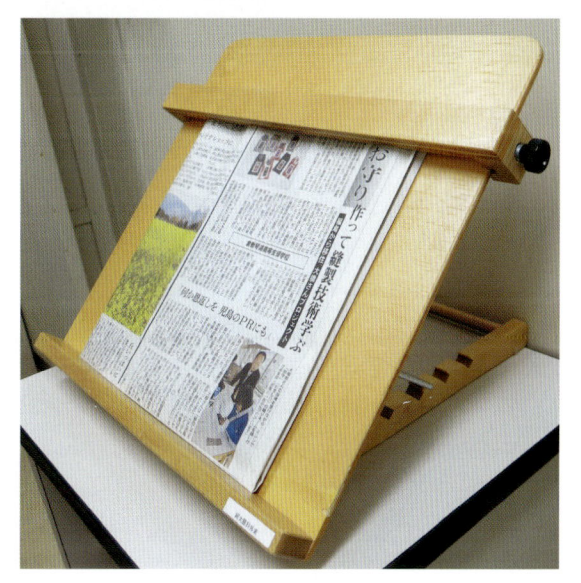

図 14. 書見台の例
ESCHENBACH製のリーディングデスクで，角度を変えられる．比較的安価なものも発売されており，手作りもできる．上板全体が斜めになる机もある．

おわりに

ロービジョン者への眼鏡処方では，生活のさまざまな場面での不自由さへの対応が必要となる．羞明を伴っていることが多く，視野異常への配慮を要することもある．補助具が増えると経済的負担が増すため，利用できる福祉制度は紹介したい．これらの目的から以下を加える．

1. 角膜頂点間距離の工夫

眼鏡の角膜頂点間距離を長めにとると，プラスレンズでは若干の拡大効果が得られる．通常の近用眼鏡や至近距離に合わせた眼鏡も鼻の方へずらすとこの効果が得られ，遠方視との両用ができて便利なことがあるので，患者に伝えておくとよい．また，晴眼者向けに製品化したものがあり，矯正眼鏡との二重掛けもできる(図13)．書字，電化製品のボタン操作などに，視界の広さから有用なことがある．

2. 照明と姿勢の改善

ロービジョン者の多くでコントラスト感度が落ちているうえ，光学的に拡大するとコントラストが下がる[7]ため，照明には十分，注意を払う必要がある．しかも，ロービジョン者が読み書きをする際は視対象に近づくことが多く，頭の影で暗くなりやすい．極度の前傾によって姿勢が悪くなり，

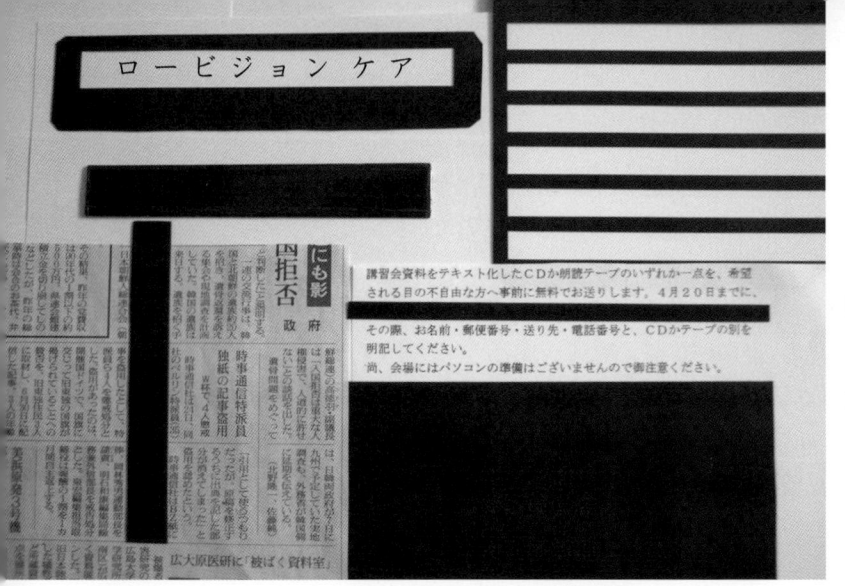

図 15.
タイポスコープ(読字用)と罫プレート(書字用)(文献2より転載)
不要部分の紙面からの反射を減らすことによる羞明対策のみならず，行を間違えずに読んだり，歪まずに書いたりするのに役立つ．市販品もあり，手作りもできる．

疲れやすく，また肩こりや頭痛の原因にもなる．これらの解消に書見台(図14)と称する対象物を斜めに保持する道具の使用を勧め，追加照明は本人の後ろから肩越しに対象物を照らし，眼には入りにくい工夫を促す．ライト付き拡大鏡の効果が高い所以である．

3．遮光眼鏡以外の羞明対策

屋外では日傘，帽子，サンバイザーを併用する．室内ではカーテンや調光できるライトを利用する．読字の際には，黒い厚紙(あるいはプラスティック板)で作ったタイポスコープで読まない範囲を隠したり，読みたい部分を黄色いセロファンシートで覆ったりし，書字の際にも，光沢の少ない紙を選んだり，書き込み部分を繰り抜いた黒い罫プレートを置いたりするとよい(図15)[2]．

4．正面が見えない場合の偏心視

中心暗点などで偏心視するほうが有利な場合は，その獲得に向けての指導を行う[11]〜[13]．患者自らが偏心視域に気づいていることもあるが，定まっておらずその度に探す，使っておらず見えないまま，などと体得できていないことが多い．暗点の位置との関係で用途によって変更したり，細かいものをピンポイントで見るときと大まかに広く見るときで使い分けたりしたほうがよい場合もある．より有効な偏心視域を提示し，それに慣れるよう訓練(最初は意識した習慣づけ)を勧める．

正面の像が偏心視域に投射するよう，偏心視の方向を基底にしたプリズム加入の眼鏡が奏効することもある[14]．

偏心視では手との協応運動のずれから読字より書字のほうが難しくなる点で，患者の混乱ともどかしさに理解を示し，きちんと説明することが肝要である(読字において見えても読み速度が遅いことも同様)．

5．視野狭窄への対応

視野欠損部にフレネル膜プリズムを入れて視界の拡大を図ることがある[7][15]．プリズムは基底外方に貼り，わずかな眼球運動でも視野欠損部にある物が内に寄って見えるようにする．周囲の物への注意を促す目的で急性期には使用されても，定位を誤認しやすいこと，視野のすぐ外側の物が飛ぶこと，同じ位置に2つの物が重なって混乱すること，膜を透した像が不良なこと，などが理由で慣れにくく，また欠損方向へ眼を動かす習慣が身につくと邪魔になるため，長期の利用は少ない．

求心性視野狭窄があっても視力がよい場合，単眼鏡の対物レンズと接眼レンズを逆にしたり，マイナスレンズを眼から30 cmくらい離したりすると，視野外の物が見えて情報量が増える．しかし，視界が広がる分だけ対象物が縮小されることと，補助具を携帯して取り出すより眼を動かすほうが簡単なことから，好む患者は少ない．

1文字ずつは読めても読み速度が遅いこと，行を間違いやすいこと，書く際にゆがみやすいこと

などを理解し,拡大には限界があること(拡大し過ぎは不利になり,眼から離したほうが広く見えること),タイポスコープや罫プレートを利用することなどのアドバイスをしたい.

6. 身体障害者(視覚障害)の補装具申請

矯正眼鏡,コンタクトレンズ,遮光眼鏡[2],弱視眼鏡(上で「単眼鏡」の項目に記した製品が該当)は,身体障害者手帳を持っている視覚障害者の補装具となる.通常,交付基準額内では自己負担金が1割で済む(基準額を超える場合は,超額分も自己負担となる).

文 献

1) 川端秀仁:ロービジョン患者の屈折矯正(眼鏡). MB OCULI, **15**:35-43, 2014.
2) 守本典子:羞明への対応. MB OCULI, **15**:8-17, 2014.
3) 鈴木智子,永井春彦:ロービジョンに対するハイパワープラスレンズ眼鏡の処方.眼紀, **51**:75-78, 2000.
4) 阿曽沼早苗:ロービジョンの眼鏡処方.眼科プラクティス 14 ロービジョンケアガイド(樋田哲夫編),文光堂,pp.24-27, 2007.
   Summary ロービジョン者への諸種眼鏡処方の要点が分かる(補:現在は病名によらず全疾患で遮光眼鏡を補装具申請できる).
5) 石田みさ子:ロービジョン者用眼鏡の処方.あたらしい眼科,**14**(5):689-695, 1997.
   Summary 拡大法の分類,倍率の考え方,単眼鏡の仕組み・特徴が整理され,基礎を学べる.
6) 仲泊 聡:ロービジョン患者の矯正眼鏡処方.専門医のための眼科診療クオリファイ 1 屈折異常と眼鏡矯正(大鹿哲郎編),中山書店,pp.179-183, 2010.
7) 簗島謙次:ロービジョンと眼鏡.あたらしい眼科,**21**(11):1461-1465, 2004.
   Summary 光学的補助具の特徴が端的に述べられ,照明,膜プリズムにも触れている.
8) 永井春彦:視力からみたロービジョン補助具の選び方.眼科診療プラクティス 61 ロービジョンへの対応(丸尾敏夫編),文光堂,pp.34-37, 2000.
   Summary 目的別必要視力の目安,視覚補助具の倍率範囲と視力以外の選定要素,視力値解釈の注意点が示されている.
9) 末成智子:印刷物の文字サイズ.眼科プラクティス 14 ロービジョンケアガイド(樋田哲夫編),文光堂,pp.34-35, 2007.
10) 小林 章:ルーペの表示倍率と実倍率.眼科プラクティス 14 ロービジョンケアガイド(樋田哲夫編),文光堂,pp.31-33, 2007.
11) 守本典子:『偏心視域』の定義と用法の提案—Preferred Retinal Locus(PRL)の検証から—.日本ロービジョン学会誌,**10**:15-19, 2010.
12) 藤田京子:Preferred Retinal Locus(PRL)の評価.日本ロービジョン学会誌,**10**:20-22, 2010.
13) 三輪まり枝:拡大読書器を用いた Preferred Retinal Locus(PRL)の獲得および偏心視の訓練.日本ロービジョン学会誌,**10**:23-30, 2010.
14) Verezen C, Meulendijks C, Hoyng C, et al:Long-term evaluation of eccentric viewing spectacles in patients with bilateral central scotomas. Optom Vis Sci, **83**:88-95, 2006.
15) 山縣祥隆:フレネル膜プリズムによる視野拡大法.ロービジョンケアマニュアル(簗島謙次,石田みさ子編),南江堂,pp.170-175, 2000.

Monthly Book オクリスタ OCULISTA 特集案内

各号：定価 3,000 円＋税　B5 判　オールカラー

No. 18　Up to date 加齢黄斑変性
2014 年 9 月号　82 頁　ISBN 978-4-86519-018-2 C3047
編／髙橋　寛二（関西医科大学教授）

＜目　次＞
1. 加齢黄斑変性の病態と期待される新規治療………柳　靖雄
2. 日本人の加齢黄斑変性の疫学的特徴と予防的治療………斉藤公子ほか
3. 加齢黄斑変性のゲノム解析と臨床への還元………荒川　聡ほか
4. 加齢黄斑変性の診断に基づく病期・病型分類について………佐柳香織ほか
5. 加齢黄斑変性の治療選択………辻川明孝
6. マクジェンの使用方法………白神千恵子
7. ラニビズマブの使用方法………佐藤　拓
8. アフリベルセプトの使用方法………永井由巳
9. 抗 VEGF 薬-PDT 併用療法の適応と方法………齋藤昌晃
10. 加齢黄斑変性のロービジョンケアの実際………藤田京子

No. 19　眼科外来標準検査 実践マニュアル
2014 年 10 月号　88 頁　ISBN 978-4-86519-019-9 C3047
編／白木　邦彦（大阪市立大学教授）

＜目　次＞
1. 視力検査―乱視の視力矯正―………長谷部聡
2. 視力検査―小児不同視弱視の視力矯正―………木村亜紀子
3. 学童期における色覚検査………村木早苗
4. 眼圧検査―角膜厚との関連―………横川英明ほか
5. ハンフリー―OCT との関連―………板谷正紀
6. 実臨床における眼底自発蛍光………河野剛也ほか
7. OCT 時代の ERG………町田繁樹
8. こうみる涙液検査………堀　裕一
9. 困ったときの波面収差解析………戸田良太郎ほか
10. 超広角走査型レーザー検眼鏡の可能性………吉田宗徳

No. 20　網膜電図（ERG）を使いこなす
2014 年 11 月号　98 頁　ISBN 978-4-86519-020-5 C3047
編／山本　修一（千葉大学教授）

＜目　次＞
1. ERG の原理………篠田　啓
2. ERG のとり方………佐藤栄寿
3. 小児の ERG………貝田智子ほか
4. 多局所 ERG………久瀬真奈美
5. 黄斑局所 ERG………町田繁樹
6. 網膜色素変性と類縁疾患………國吉一樹
7. 黄斑ジストロフィと ERG………角田和繁
8. その他の先天性網脈絡膜疾患………松本惣一
9. 後天性網膜疾患………谷川篤宏
10. ERG による治療効果の評価………上野真治

No. 21　屈折矯正 newest―保存療法と手術の比較―
2014 年 12 月号　82 頁　ISBN 978-4-86519-021-2 C3047
編／根岸　一乃（慶應義塾大学准教授）

＜目　次＞
1. 近視の原因と予防………鳥居秀成
2. 屈折矯正―保存療法と手術療法の違い―（光学的観点から）………川守田拓志ほか
3. 小児の眼鏡処方………根岸貴志
4. 成人の眼鏡処方………川端秀仁
5. 角膜矯正手術………稗田　牧
6. 眼内レンズによる屈折矯正手術（老視矯正除く）………荒井宏幸
7. 老視矯正―眼鏡・コンタクトレンズ―………梶田雅義
8. 老視矯正―角膜手術―………戸田郁子
9. 老視矯正―眼内レンズ―………林　研
10. 屈折矯正手術の未来………神谷和孝

全日本病院出版会
〒113-0033　東京都文京区本郷3-16-4　Tel:03-5689-5989　Fax:03-5689-8030
http://www.zenniti.com
おもとめはお近くの書店または弊社ホームページまで！

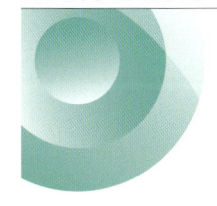

◎特集／ポイント解説 眼鏡処方の実際

治療用眼鏡の療養費給付の対象と方法

山田美樹*1　杉山能子*2

Key Words : 弱視（amblyopia），斜視（strabismus），弱視治療（treatment of amblyopia），屈折矯正（refractive correction），療養費（medical expenses）

Abstract : 平成 18 年 4 月より，9 歳未満を対象に小児の弱視，斜視および先天白内障術後の屈折矯正の治療用として用いる眼鏡およびコンタクトレンズ（以下「治療用眼鏡等」と言う）の作製費用が健康保険の適応となり，申請により患者負担割合以外の額が療養費として償還払い扱いで，患者に給付されるようになった．治療用眼鏡等の更新については，5 歳未満は前回の給付から 1 年以上後であること，5 歳以上は前回の給付から 2 年以上後であることとなっている．なお斜視の矯正などに用いるアイパッチ®およびフレネル膜プリズムについては，保険適応の対象とはされていない．

はじめに

　小児弱視等の治療用眼鏡等に係る療養費の支給については，平成 18 年 3 月 15 日に「小児弱視等の治療用眼鏡等に係る療養費の支給について」（保発第 0315001 号）により通知され，平成 18 年 4 月 1 日から適用となった．小児の弱視，斜視および先天白内障術後の屈折矯正の治療用として用いる眼鏡およびコンタクトレンズ（以下「治療用眼鏡等」と言う）の作製費用が健康保険の適応となり，申請により患者負担割合以外の額が療養費として償還払い扱いで，患者に給付されることになった．また，今般，「補装具の種目，購入又は修理に要する費用の額の算定等に関する基準」（平成 18 年厚生労働省告示第 528 号）の改正が平成 26 年 4 月 1 日より適用され支給額が改められた．治療用眼鏡の療養費給付の対象と方法について述べ，具体例を挙げて解説する．

治療用眼鏡等の療養費給付

1．対　象

　9 歳未満の治療用眼鏡等が給付対象で，一般的な近視などに用いる眼鏡やアイパッチ®，フレネル膜プリズムは対象外である．

2．給付額

　治療用眼鏡を療養費として支給する額は，障害者総合支援法の規定に基づく「補装具の種目，購入又は修理に要する費用の額の算定等に関する基準」に定められた装具の価格［眼鏡（掛け式眼鏡に限る）：36700 円，コンタクトレンズ（1 枚につき）：15400 円］のそれぞれ 104.8/100 を支給の上限とし，購入金額の 7 割が保険給付される（平成 26 年 4 月 1 日より支給の上限が 103/100 から 104.8/100 に改正された．小数点以下の扱いについては各保険団体により異なる）．

　支給の上限額は以下のようになる．

　眼鏡：36700 円×104.8/100＝38461.6 円，

　コンタクトレンズ（1 枚）：15400 円×104.8/100＝16139.2 円．

　具体的な給付額は以下のようになる．

---

*1 Miki YAMADA，〒918-8503　福井市和田中町舟橋 7-1　福井県済生会病院眼科
*2 Yoshiko SUGIYAMA，〒920-8641　金沢市宝町 13-1　金沢大学医薬保健研究域医学系視覚科学

弱視等治療用眼鏡等作成指示書

氏名：　　　　　　　　　年齢：　歳（男・女）

住所：

Ⅰ．種類（○で囲む）：眼鏡
　　　　　　　　　　コンタクトレンズ（ ハード ・ ソフト ）

Ⅱ．度数及び用法
　1．眼　鏡

	S（球面）	C（円柱）	A（軸）	近用加入度	PD（瞳孔距離）	用　法
右					mm	遠用・近用
左					mm	遠近両用

　2．コンタクトレンズ

		用法	遠用・近用・遠近両用
右			
左			

Ⅲ．備考（眼鏡等を必要とする理由）
　1．疾病名

　2．治療を必要とする症状及び患者の検査結果

　　右眼視力：

　　左眼視力：

　　　　　　　　　年　　　月　　　日

　　　　　　　　　　医療機関
　　　　　　　　　　医師氏名　　　　　　　　　　　　印

図 1．日本眼科医会製弱視等治療用眼鏡等作成指示書（毎年「日本の眼科」2月号に掲載）

○購入金額が支給の上限額(眼鏡:38461.6円,コンタクトレンズ:16139.2円)未満の場合:購入金額×0.7円.

○購入金額が支給の上限額(眼鏡:38461.6円,コンタクトレンズ:16139.2円)以上の場合:

眼鏡:36700円×104.8/100×0.7=26923.12円,

コンタクトレンズ(1枚):15400円×104.8/100×0.7=11297.44円.

ただし,乳幼児医療が適応された場合は8割支給のことがある.自治体の乳幼児医療が適応され,医療費が無料となる年齢の児は,自己負担した3割(あるいは2割)が自治体から支給され,支給上限額以内の場合自己負担額が0円となることがある.

3. 更 新

更新された眼鏡,コンタクトレンズなどの支給対象となる条件を以下に示す.

5歳未満:前回の給付申請から1年以上後であること,

5歳以上:前回の給付申請から2年以上後であること.

実際に眼鏡などを装用していた期間ではなく,前回の申請からの期間と考える.

4. 申請に必要なもの

①療養費支給申請書:加入している健康保険窓口にある.患者が用意する.

②療養担当の保険医の「治療用眼鏡等」の作成指示書の写しおよび検査結果:特に決められた型のものはなく,一般的に使用されている眼鏡処方箋に検査結果を記入したものでもよいとされているが,「日本眼科医会製弱視等治療用眼鏡等作成指示書」(毎年「日本の眼科」2月号に掲載)(図1)を用い,患者の検査結果を記入するとよい.

③領収書:購入した治療用眼鏡等の領収書が必要である.宛名を患者本人(児)にしてもらう.但し書きは「治療用眼鏡」と記入してもらうと,より分かりやすい.厚生労働省の通知では,治療用眼鏡等の製作所は,「薬事法第12条1項に規定する高度管理医療機器又は一般医療機器の製造又は販売について厚生労働大臣の許可を受けていること」とされているが,眼鏡は許可が必要ではないので眼鏡店の制限はない.コンタクトレンズの販売は,高度管理医療機器販売の許可が必要である.

④口座番号と印鑑:療養費の支給が認められた場合,振込先の口座番号と印鑑が必要である.

5. 申請窓口

患者が加入している保険団体によって異なる.表1にそれぞれの申請窓口を示す.健康保険証の表の最下段に「保険者」として表記されているのが,加入している保険団体である.申請に関する問い合わせは,各保険団体に行う.

6. 申請期限

眼鏡,コンタクトレンズなどの代金支払翌日から2年間である.

表1. 申請窓口
申請窓口は患者が加入している保険団体によって違う.

加入している保険	申請窓口
政府管掌健康保険	各社会保険事務所
国民健康保険	市区町村の国民健康保険課
健康保険組合	各健康保険組合の事務局
共済組合	各共済組合の事務局

具体例

では実際にどのような症例が治療用眼鏡等の療養費給付の対象となるのか例示する.

＜症例1＞

3歳児健診で発見された左眼の遠視性不同視弱視のため3歳7か月より眼鏡装用と健眼遮閉を開始.5歳2か月時に視力の左右差がなくなり,両眼ともに1.2となった.健眼遮閉は5歳8か月時に中止し,現在7歳2か月で視力は右眼1.5,左眼1.5,眼位異常はない.前回の治療用眼鏡等の療養費給付から2年以上経過している.

⇒弱視治療は終了しており,9歳未満であっても治療用眼鏡等の療養費給付の対象とはならない.

＜症例2＞
　両眼の遠視，右不同視弱視，調節性内斜視のため3歳より眼鏡装用と健眼遮閉を開始し，5歳時に遮閉治療は終了している．現在6歳で視力は右眼1.0，左眼1.0，調節性内斜視がある．前回の治療用眼鏡等の療養費給付から2年以上経過している．
⇒矯正視力が1.0以上となり弱視治療は終了しているが，調節性内斜視のような眼位異常がある場合は両眼視機能獲得のため眼鏡装用が必要であり治療用眼鏡等の療養費給付の対象となる．

＜症例3＞
　就学時健診で発見された両眼の遠視，右不同視弱視のため6歳より眼鏡装用と健眼遮閉を開始．現在9歳2か月で眼鏡常用と健眼遮閉による弱視治療を継続している．視力は右眼0.8，左眼1.0．前回の治療用眼鏡等の療養費給付から2年以上経過している．
⇒弱視治療が終了していなくても9歳以上になると治療用眼鏡等の療養費給付の対象年齢から外れるため療養費給付は受けられない．

＜症例4＞
　0歳時に両眼の先天白内障手術を施行し，術後より無水晶体眼のためハードコンタクトレンズによる屈折矯正を行っている．現在7歳で視力は右眼1.0，左眼1.0，眼位異常はない．前回の治療用眼鏡等の療養費給付から2年以上経過している．
⇒矯正視力良好であっても先天白内障術後の屈折矯正の治療用として用いる眼鏡およびコンタクトレンズは9歳未満であれば治療用眼鏡等の療養費給付の対象となる．

　小児弱視等の治療用眼鏡等の療養費給付の対象となるかについては症例ごとに総合的な判断が必要であるが，眼科施設・保険団体によって判断が異なり，トラブルが発生しているようである．トラブルを避けるためにも本稿で療養費給付の対象について再確認し，制度を正しく利用していただきたい．

文　献

1) 日本眼科学会：小児弱視等の治療用眼鏡等に係る療養費の支給について．日本の眼科，77(5)：583-584，2006．
2) 杉山能子：治療用眼鏡の療養給付．あたらしい眼科，24(9)：1135-1139，2007．

第 16 回日本ロービジョン学会学術総会

テーマ：「ロービジョンケアにおける Science」
日　時：2015 年(平成 27 年)11 月 21 日(土)〜23 日(月・祝)
会　場：一橋講堂(学術総合センター)
　　　　〒101-0003
　　　　東京都千代田区一ツ橋 2 丁目 1 番 2 号
　　　　TEL：03-4212-6321
会　長：加藤　聰(東京大学眼科視覚矯正科)

プログラム(予定)

特別講演 1　　演者：安藤　伸朗(済生会新潟第二病院眼科)
特別講演 2　　演者：小田　浩一(東京女子大　現代教養学部人間科学科)

招待講演　　　演者：北山　修(白鴎大学副学長　教育学部)

教育講演　　　演者：不二門　尚(大阪大学感覚機能形成学)

シンポジウム　視覚障害者の就労─産業医の役割─
ワークショップ　拡大方法の使い分け　─拡大鏡／拡大読書器／iPad を徹底比較─

第 4 回研修会　研修 1：拡大鏡などの光学的補助具
　　　　　　　研修 2：各種診断書の書き方

学術奨励賞受賞講演，一般講演，学術展示，ランチョンセミナー

演題募集期間　2015 年(平成 27 年)6 月上旬〜7 月上旬
参加登録期間　2015 年(平成 27 年)5 月上旬〜9 月上旬

参加登録費
会員　：事前 6,000 円　当日　8,000 円
非会員：事前 8,000 円　当日 10,000 円
懇親会：事前 4,000 円　当日　5,000 円

運営事務局：〒103-0016
　　　　東京都中央区日本橋小網町 2-1-305
　　　　株式会社メイプロジェクト内
　　　　TEL：03-4400-4102　FAX：03-4400-4103
　　　　e-mail：lowvision2015@may-pro1.net
　　　　ホームページ：http://www.lowvision2015.jp/

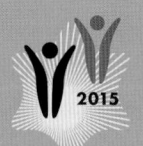

第29回
日本医学会総会 2015 関西

医学と医療の革新を目指して
― 健康社会を共に生きるきずなの構築 ―

2015年 春 開催　**登録受付中**

学術講演	4.11–4.13	国立京都国際会館 / グランドプリンスホテル京都 京都大学百周年時計台記念館 / 京都大学医学部芝蘭会館
学術展示	4.10–4.13	京都市勧業館「みやこめっせ」 国立京都国際会館
一般公開展示	3.28–4.5	神戸国際展示場 ほか
医学史展	2.11–4.12	京都大学総合博物館
医総会WEEK	4.4–4.12	京都劇場 / メルパルク京都 他京都駅周辺

日本内科学会（同時期開催）2015.4.10～4.12　京都市勧業館「みやこめっせ」

▶ 参加登録料

登録区分	分科会応援早割 (10/31まで)	事前登録 (11/1～1/31まで)	当日登録
医師・歯科医師・研究者	25,000 円	30,000 円	35,000 円
医薬情報担当者(MR)・行政・企業		30,000 円	35,000 円
大学院生（医師・歯科医師） および卒後5年までの医師・歯科医師		10,000 円	15,000 円
メディカルスタッフ※		5,000 円	8,000 円
社会福祉士・介護福祉士・精神保健福祉士		2,000 円	3,000 円
大学院生（医師・歯科医師を除く）		2,000 円	3,000 円
学部学生		無料	無料
同伴者（医療従事者以外の家族）		3,000 円	5,000 円

※薬剤師・看護師・保健師・助産師・臨床検査技師・診療放射線技師・理学療法士・作業療法士・管理栄養士・臨床工学技士・救急救命士・歯科衛生士・歯科技工士・衛生検査技師・視能訓練士・義肢装具士・言語聴覚士・病院事務・管理関係者

事前参加登録方法
総会ホームページを
ご覧ください。

www.isoukai2015.jp

検索：医総会 2015

事前登録デスク
TEL　03-6736-4369
FAX　03-5963-3277
平日　10:00～17:00
E-mail：regi-desk@isoukai2015.jp

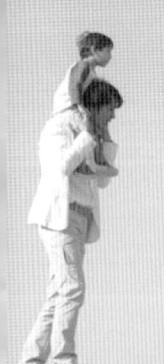

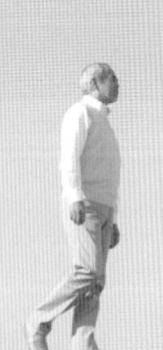

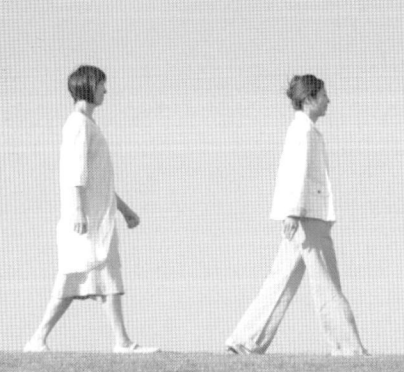

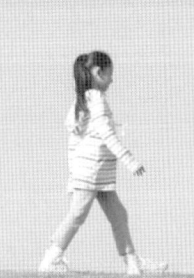

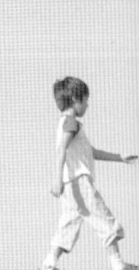

■会頭：井村 裕夫　■副会頭：本庶 佑、山岸 久一、平野 俊夫、高井 義美、森 洋一　■準備委員長：三嶋 理晃
■主催：日本医学会　■主務機関：京都大学医学部、京都府立医科大学、大阪大学医学部、神戸大学医学部、滋賀医科大学、大阪市立大学医学部、奈良県立医科大学、和歌山県立医科大学、関西医科大学、大阪医科大学、近畿大学医学部、兵庫医科大学、国立循環器病研究センター、京都府医師会、大阪府医師会、兵庫県医師会、滋賀県医師会、奈良県医師会、和歌山県医師会

違法な「自炊」私はしない！

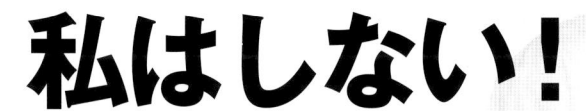

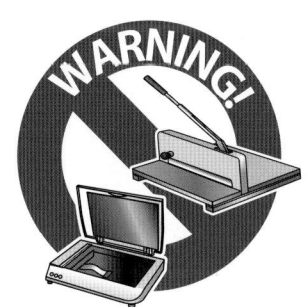

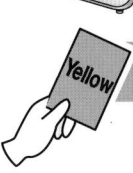

これは違法となる可能性があります！

- 「自炊」データを複数の友人と共有する．
- 「自炊」を代行業者に依頼する．
- 業務に使うために本を「自炊」する．

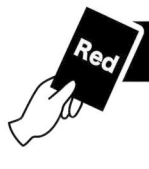

これは著作権侵害です！

- 「自炊」データをウェブにアップロードし，誰でも使用できるようにする．
- 「自炊」データを販売する．

本を裁断し，スキャナを使って電子化する「自炊」が広まっています．しかし，著作権法に定められた**ルールを守らない**「自炊」は，**著作権侵害**であり，**刑事罰の対象**となることもあるので，十分な注意が必要です．

特定非営利活動法人 **日本医学図書館協会**／一般社団法人 **日本医書出版協会**

FAXによる注文・住所変更届け

改定：2015年1月

毎度ご購読いただきましてありがとうございます．
読者の皆様方に小社の本をより確実にお届けさせていただくために，FAXでのご注文・住所変更届けを受けつけております．この機会に是非ご利用ください．

◎ご利用方法
　FAX専用注文書・住所変更届けは，そのまま切り離してFAX用紙としてご利用ください．また，注文の場合手続き終了後，ご購入商品と郵便振替用紙を同封してお送りいたします．**代金が5,000円をこえる場合，代金引換便とさせて頂きます．**その他，申し込み・変更届けの方法は電話，郵便はがきも同様です．

◎代金引換について
　本の代金が5,000円をこえる場合，代金引換とさせて頂きます．配達員が商品をお届けした際に，現金またはクレジットカード・デビットカードにて代金を配達員にお支払い下さい(本の代金＋消費税＋送料)．（※年間定期購読と同時に5,000円をこえるご注文を頂いた場合は代金引換とはなりません．郵便振替用紙を同封して発送いたします．代金後払いという形になります．送料は定期購読を含むご注文の場合は頂きません）

◎年間定期購読のお申し込みについて
　年間定期購読は，1年分を前金で頂いておりますため，代金引換とはなりません．郵便振替用紙を本と同封または別送いたします．送料無料，また何月号からでもお申込み頂けます．
　毎年末，次年度定期購読のご案内をお送りいたしますので，定期購読更新のお手間が非常に少なく済みます．

◎住所変更届けについて
　年間購読をお申し込みされております方は，その期間中お届け先が変更します際，必ずご連絡下さいますようよろしくお願い致します．

◎取消，変更について
　取消，変更につきましては，お早めにFAX，お電話でお知らせ下さい．
　返品は，原則として受けつけておりませんが，返品の場合の郵送料はお客様負担とさせていただきます．その際は必ず小社へご連絡ください．

◎ご送本について
　ご送本につきましては，ご注文がありましてから約1週間前後とみていただきたいと思います．お急ぎの方は，ご注文の際にその旨をご記入ください．至急送らせていただきます．2～3日でお手元に届くように手配いたします．

◎個人情報の利用目的
　お客様から収集させていただいた個人情報，ご注文情報は本サービスを提供する目的(本の発送，ご注文内容の確認，問い合わせに対しての回答等)以外には利用することはございません．

　その他，ご不明な点は小社までご連絡ください．

株式会社　全日本病院出版会　　〒113-0033　東京都文京区本郷3-16-4-7F
電話03(5689)5989　FAX03(5689)8030　郵便振替口座00160-9-58753

FAX 専用注文書 眼科1410

年　月　日

MB OCULISTA 年間定期購読申し込み（送料弊社負担）
- ☐ 2015年1月〜12月（計12冊）（定価38,880円）
- ☐ 2014年__月〜12月（計12冊）

☐ MB OCULISTA バックナンバー
No：_____

形成外科月刊誌
PEPARS（ペパーズ）　年間定期購読申し込み（送料弊社負担）
- ☐ 2015年1月〜12月（計12冊）（定価41,040円）

☐ PEPARS バックナンバー
No：_____

好評単行本

☐ 耳鼻咽喉科・頭頸部外科月刊誌 ENTONI（エントーニ）No. 166「耳鼻咽喉科医が見落としてはいけない中枢疾患」（定価5,832円）	冊
☐ アトラス きずのきれいな治し方 改訂第二版（定価5,400円）	冊
☐ "知りたい"めまい "知っておきたい"めまい薬物治療（定価4,860円）	冊
☐ 実地医家のための甲状腺疾患診療の手引き（定価7,020円）	冊
☐ イチからはじめる 美容医療機器の理論と実践（定価6,480円）	冊
☐ 医療・看護・介護のための睡眠検定ハンドブック（定価3,240円）	冊
☐ イチから知りたいアレルギー診療（定価5,400円）	冊
☐ のどの病気Q&A（定価6,480円）	冊
☐ 実践アトラス 美容外科注入治療（定価8,100円）**新刊**	冊
☐ 超アトラス 眼瞼手術—眼科・形成外科の考えるポイント—（定価10,584円）**新刊**	冊
☐ その他：書名「　　　　　　　　　　　　　」	冊
書名「　　　　　　　　　　　　　」	冊

お名前　フリガナ＿＿＿＿＿＿＿　㊞　　**診療科**＿＿＿＿＿

ご送付先
〒　－
☐自宅　　☐お勤め先

電話番号＿＿＿＿＿　☐自宅　☐お勤め先

バックナンバー・書籍合計5,000円以上のご注文は代金引換発送になります

—お問い合わせ先—
㈱全日本病院出版会営業部
電話　03(5689)5989
http://www.zenniti.com

FAX　03(5689)8030

さっと開けば，診療にすぐに役立つ 眼科実践月刊誌

1冊：3,000円＋税 B5判 オールカラー 約80ページ
年間購読料：38,880円（税込み）(1月号〜12月号：計12冊)☆送料無料で毎月号をお手元にお届け☆

◎◎◎特集タイトルのご紹介◎◎◎

No. 1　2013年4月創刊号
眼科CT・MRI診断実践マニュアル 編集企画／後藤　浩（東京医科大学教授）

No. 2　2013年5月号
こう活かそう！OCT 編集企画／飯田知弘（東京女子医科大学教授）

No. 3　2013年6月号
光凝固療法実践マニュアル 編集企画／小椋祐一郎（名古屋市立大学教授）　加藤　聡（東京大学准教授）

No. 4　2013年7月号
再考！近視メカニズム―実臨床のために― 編集企画／不二門　尚（大阪大学教授）

No. 5　2013年8月号
ぶどう膜炎外来診療 編集企画／竹内　大（防衛医科大学校教授）

No. 6　2013年9月号
網膜静脈閉塞症の診療マニュアル 編集企画／佐藤幸裕（自治医科大学糖尿病センター教授）

No. 7　2013年10月号
角結膜感染症の外来診療 編集企画／近間泰一郎（広島大学准教授）

No. 8　2013年11月号
糖尿病網膜症の診療 編集企画／北野滋彦（東京女子医科大学糖尿病センター教授）

No. 9　2013年12月号
緑内障性視神経症の診断 編集企画／富田剛司（東邦大学医療センター大橋病院教授）

No. 10　2014年1月号
黄斑円孔・上膜の病態と治療 編集企画／門之園一明（横浜市立大学附属市民総合医療センター教授）

No. 11　2014年2月号
視野検査update 編集企画／松本長太（近畿大学教授）

No. 12　2014年3月号
眼形成のコツ 編集企画／矢部比呂夫（水車橋クリニック）

No. 13　2014年4月号
視神経症のよりよい診療 編集企画／三村　治（兵庫医科大学教授）

No. 14　2014年5月号
最新 コンタクトレンズ処方の実際と注意点 編集企画／前田直之（大阪大学教授）

No. 15　2014年6月号
これから始めるロービジョン外来ポイントアドバイス
　　編集企画／佐渡一成（さど眼科院長）　仲泊　聡（国立障害者リハビリテーションセンター部長）

No. 16　2014年7月号
結膜・前眼部小手術 徹底ガイド
　　編集企画／志和利彦（日本医科大学診療教授）　小早川信一郎（日本医科大学多摩永山病院准教授）

No. 17　2014年8月号
高齢者の緑内障診療のポイント 編集企画／山本哲也（岐阜大学教授）

No. 18　2014年9月号
Up to date 加齢黄斑変性 編集企画／髙橋寛二（関西医科大学教授）

No. 19　2014年10月号
眼科外来標準検査 実践マニュアル 編集企画／白木邦彦（大阪市立大学教授）

No. 20　2014年11月号
網膜電図(ERG)を使いこなす 編集企画／山本修一（千葉大学教授）

No. 21　2014年12月号
屈折矯正 newest―保存療法と手術の比較― 編集企画／根岸一乃（慶應義塾大学准教授）

ご注文はお近くの書店，または弊社へご用命ください．

Monthly Book オクリスタ OCULISTA

編集主幹／村上 晶（順天堂大学教授） 高橋 浩（日本医科大学教授）

No. 22　2015 年 1 月号

眼症状から探る症候群

編集企画／村田敏規（信州大学教授）

＜目次＞
1. 涙腺腫脹（ミクリッツ病，IgG4 関連疾患）……………黒川　徹
2. 複視…………………………………………………………中馬　秀樹
3. 変視，歪視…………………………………………………川村　昭之
4. 涙液異常（ドライアイ，流涙）……………………………鴨居　瑞加ほか
5. 夜盲…………………………………………………………池田　康博ほか
6. 突然の視力低下・視野障害………………………………横地みどりほか
7. 水晶体偏位…………………………………………………中尾新太郎
8. 虹彩異常……………………………………………………久保田敏昭ほか
9. 結膜充血……………………………………………………横井　則彦

創刊の言葉

　眼科プライマリーケアを担うクリニックの先生方は，眼のゲートキーパーとして実に多様な疾患を扱っていますが，そのなかで高度な判断を求められることも多いと思われます．一方，専門的な治療にあたっている眼科医師も，専門外の分野とオーバーラップする疾患をもつ症例の診療にあたることは少なくありません．日常の診療にあって，踏み込んだ内容で確認しておきたいことや，いろいろな分野での新しい動きを知っておきたいと感じることが少なくないと思います．そういう時に入門書よりは踏み込んだ内容でかつ専門外の分野であってもある程度ついていける総説にめぐりあえると実に嬉しいものです．このたび創刊される Monthly Book OCULISTA は，扱う内容をできるだけ絞りこみ短時間で読みきれる量でサイズもコンパクトにまとまった実践的眼科月刊誌を目指しました．毎号ざっと目を通していただいたあと先生方の書架の片隅においていただいて，いざという時に必要な冊子だけ持ち出して再読していただけるような雑誌になってくれればと考えています．多くの優れた総説誌やテキストが刊行されているなかで，新しい切り口で日常診療に求められているテーマを選び，執筆をお願いする先生方の豊かな学識とご経験を反映するものにしていきたいと思います．
　ちなみに，"OCULISTA"はイタリア語で「眼科医」という意味ですが，この誌名には，常に眼科臨床医のそばにあってなくてはならない実践書でありたいという願いが込められています．
　この創刊をお手伝いした者として，本誌が先生方の診療の一助となることを祈願しております．

編集主幹　順天堂大学教授　村上　晶

　本誌を発行する全日本病院出版会からは，皮膚科領域の Derma.（デルマ），耳鼻咽喉科・頭頚部外科領域の ENTONI（エントーニ），形成外科領域の PEPARS（ペパーズ）といった総特集形式の Monthly Book が以前から出版されており，各領域の医師から好評を得ています．実は，タイトルに惹かれて私が初めて買った Monthly Book は上記 PEPARS の眼瞼手術特集号でしたが，コンパクトにテーマを絞り込んだ内容を見て，同様の Monthly Book を眼科領域で出版して欲しいと思ったものでした．その希望が叶ったのみならず，編集主幹のお手伝いをさせて頂きながら，自分が手元に欲しいテーマをあれこれ考えるのは大変な幸せと言うほかありません．創刊号から「CT・MRI 診断」，「OCT」など，臨床現場で役に立つことを一番に考えた特集が次々に刊行されます．Monthly Book ならではの（書籍ではなかなかできない）テーマの絞り方に多くの先生方の支持が得られることを祈って創刊の辞とさせて頂きます．

編集主幹　日本医科大学教授　高橋　浩

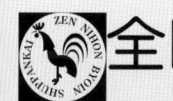

全日本病院出版会　〒113-0033 東京都文京区本郷 3-16-4　Tel：03-5689-5989
http://www.zenniti.com　Fax：03-5689-8030

次号予告（3月号）

眼科アレルギー診療

編集企画／高知大学教授　福島　敦樹

1. 定義・分類・疫学……………………内尾　英一
2. 検査法………………………………深川　和己
3. 臨床所見……………………………佐竹　良之
4. 診断と鑑別診断……………………福田　　憲
5. アレルギー性結膜炎………………三村　達哉
6. アトピー性角結膜炎と春季カタル……南場　研一
7. アレルギーが関与する眼瞼炎………海老原伸行
8. 花粉性皮膚炎（花粉抗原による
   空気伝搬性接触皮膚炎）……………横関　博雄
9. アレルギーが関与する他の眼表面疾患……山田　　潤
10. 新しい検査法………………………庄司　　純

編集主幹：村上　晶　順天堂大学教授
　　　　　高橋　浩　日本医科大学教授

No. 23 編集企画：
長谷部　聡　川崎医科大学教授

Monthly Book OCULISTA　No. 23

2015年2月15日発行（毎月15日発行）
定価は表紙に表示してあります．
Printed in Japan

発行者　末定　広光
発行所　株式会社　全日本病院出版会
〒113-0033　東京都文京区本郷3丁目16番4号7階
電話 (03)5689-5989　Fax (03)5689-8030
郵便振替口座 00160-9-58753

© ZEN・NIHONBYOIN・SHUPPANKAI, 2015

印刷・製本　三報社印刷株式会社　電話 (03)3637-0005
広告取扱店　㈱メディカルブレーン　電話 (03)3814-5980

・本誌に掲載する著作物の複製権・翻訳権・上映権・譲渡権・公衆送信権（送信可能化権を含む）は株式会社全日本病院出版会が保有します．
・JCOPY ＜(社)出版者著作権管理機構　委託出版物＞
本誌の無断複写は著作権法上での例外を除き禁じられています．複写される場合は，そのつど事前に，(社)出版者著作権管理機構（電話 03-3513-6969, FAX 03-3513-6979, e-mail: info@jcopy.or.jp）の許諾を得てください．
・本誌をスキャン，デジタルデータ化することは複製に当たり，著作権法上の例外を除き違法です．代行業者等の第三者に依頼して同行為をすることも認められておりません．